［決定版］

東洋医学式

女性のカラダとココロの「不調」を治す50の養生訓

若林理砂
Risa Wakabayashi

原書房
Harashobo

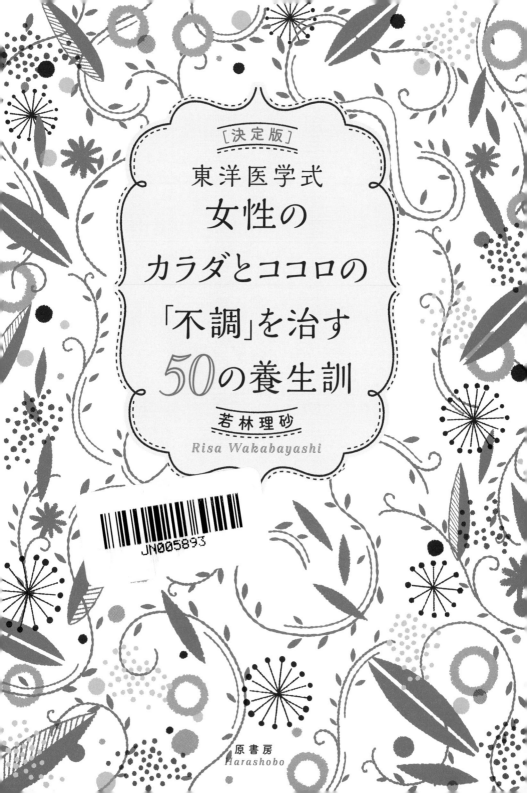

もくじ

第8章 ココロが元気でいるためには、カラダを無視できない……199

第9章 オカルト子宮教に脅かされない……221

はじめに

「先生、○○ってどうなんでしょう？　テレビで危ないって言っていたんですけど」

そんな質問を患者さんから投げかけられたり、メールマガジンの質問コーナーにいただくことがしばしばあります。そんな質問をする女性たちの表情はこわばって、ちょっとおびえているみたいに見えます。

さまざまな情報について、自分で調べて理解しようとインターネットを検索すれば、アレが危ない、コレは食べたら病気になるなどの、かなり怪しい情報が氾濫しています。とくに女性をターゲットにしたアヤシイものがダダ漏れにされているのが現状です。いやホント、ダダ漏れなの。誰も止める人がいないし、そうしたほうが儲かるからね。

こういった情報は、読んだ女性の不安をあおり、心配させ、思いっきり呪いをかけ、「これを使わないとあなたの美と健康が！　台無しに！」といって、いろいろな製品やサービスを売りつけてきます。ナチュラル・エコ・アンチエイジング・女子力アップ・ホルモンが出る・スピリチュアル系……なんでもあります。そして……これらの商品がまた、高額だったりするのよ。

あっちこっちでさまざまな情報に惑わされている女性たちが、幾重にもかけられてしまった「呪い」を自力で解いて、最終的にはそれらを全部笑い飛ばせるくらいのパワーをつけてあげたい。そう思ってこの本を書いたのです。

本書の主な内容は、呪いを解くための「考え方」と、東洋医学をベースにした「美容法と健康法」です。

まずは、自分をがんじがらめにしているさまざまな呪いを解いて、そこに東洋医学でちょっぴり魔法をかけてみて。

……そうしたらきっと二度と呪いにかかることはないから！

熱乾ゾーン

熱

- □ カラダ全体が熱っぽい
- □ 舌が赤く薄い
- □ 舌苔の色が黄色や茶色
- □ 顔色が紅潮しやすい
- □ 暑さに弱い
- □ 夏は冷房を強めに設定する
- □ 生野菜や果物をたくさんとると体調が良い
- □ 腸内や胃にガスが貯まりやすい
- □ 夢が多くうなされたりする
- □ イライラしたり怒りっぽくなったりする
- □ やたらに冷たいものを摂りたい
- □ 尿の色が濃い
- □ 目が充血している

庸

- □ 目が乾く
- □ 足がつりやすい
- □ 体温は高くないが熱っぽさを感じる
- □ 尿量が少ない
- □ 爪や皮膚が乾燥しやすい
- □ 夏でも洗顔後に肌が突っ張る
- □ 冬に手の甲や掌、踵、指先が荒れてひび割れたりする
- □ 髪がぱさつきパラパラしたフケが出る
- □ 脱毛や切れ毛が多い
- □ 唇が割れる
- □ 舌、口、鼻が乾く
- □ 便秘がちで、出るときは便がコロコロして硬い
- □ 声がかすれやすく、空咳が出る
- □ 舌は濃赤で、場合によって表面が割れて亀裂があったりする

乾

冷乾ゾーン

〈体質チャート〉

チェックが多く入った箇所があなたの体質の傾向です。

冷乾、冷湿、熱乾、熱湿の4タイプのうちどれですか?

中央の色つき長方形ゾーンよりも外の項目に多くチェックがつくと、枠内に比べて症状が重度ということになります。

熱湿ゾーン

湿

- □ 口中がねばつき、舌苔が多い
- □ 目やにや鼻水、痰が多く出る
- □ 排便がべたつく
- □ むくみがあるのに肌の表面が乾く
- □ 頭皮がべたついて湿気ったフケが出る
- □ むくむ
- □ 舌がぼってりと厚い
- □ 体や頭が重だるい
- □ 汗をかきやすい
- □ 雨の日に体調が悪い
- □ おなかがゴロゴロしやすい
- □ 尿量が多い
- □ めまいがしたりする
- □ 飲んだものがおなかに溜まってチャプチャプする

中

冷湿ゾーン

- □ 手足の先が冷たい
- □ 舌は白っぽい、ないし青白い
- □ 顔色が白い
- □ 寒さに弱い
- □ 尿の色が薄い
- □ トイレが近い
- □ 冷たいものやくだものはたくさん食べられない
- □ 冷えると下痢や便秘をしやすい
- □ 手足は熱感があるが腹や腰は冷たい
- □ しもやけが出たりする
- □ 寒さと同時に体の上部に暑さを感じる
- □ 夏でも防寒が欠かせない
- □ 腰や膝に疲れや脱力を感じる

冷

〈瘀血《おけつ》チャート〉

□ 皮膚がくすむ
□ 目の下にくまができやすい
□ 頑固な肩こりがある
□ シミやアザができやすい
□ のぼせやすい

□ 刺すような月経痛がある
□ 月経血がレバー状に固まる
□ 舌が赤紫がかっている
□ 歯茎の色が紫色がかっている
□ 舌下静脈がくろぐろと浮いて見える

点線より下の項目に多くチェックがつくと、症状がより重度という意味になります。

第1章

肌荒れしない

1. 東洋医学式、美肌になる秘訣

●肌は寝ないと回復しない
●かさつき、むくみは「湿」、吹き出物は「熱」、くすみは「瘀血《おけつ》」を調整

美容系雑誌の取材で必ずされる質問といえば、「美肌になるための方法は?」です。若いうちの肌トラブルって主にニキビや油うきだったりするわけですが、年を重ねるとかさつき・かゆみ・小ジワ……それとたまにできる吹き出物、って感じになりますよね。盛大な大人ニキビに悩まされている人もちらほら見かけるかな。こういうのをどうやって防いでいくかが大人の女性の美容上最大の関心ごとだったりします。

私自身は、「お肌さえ綺麗ならなんとかなる」と信じて、とりあえず肌だけは綺麗に保ってここまで生きてきましたの。実際、意外となんとかなるもんで、美人とかそういうのではなくとも、年とってくるとまあそれなりに見えるんですよね。そろそろ44歳よ。白髪は増えてきて、サロンでかっちり染めてもらってるし、それなりに年はとったんだけど、肌だけはあんまり年とってないって自負しています。

こういうのは、体の中の環境をどう整えていくかにかかっているんです。だけど、サプリメントがーーーー！　とか、酵素がーーーーー！　オーガニックーーーーー！　などと叫びださないのが私のやり方。かといって、ヒアルロン酸＆ボトックス注射とかするわけでもなし。

じゃあどうやって体の中の環境を整えていっているのかというと、守っているのは、午後12時前には眠ること。これだけ。

大原則としてお肌は寝ないと回復しないのですよ。だから、睡眠時間だけは確保しますが、かつてよく聞いた「お肌のゴールデンタイム」とかいうのじゃないんです。午後10時から午前2時までに肌がつくられるっていう説ね。今では、これは間違いだっていう研究結果が出ています。

大事なのは睡眠時間。何時間眠らないといけない……というのは、その人それぞれ、年齢によっても違っているので一概には言えないのですが、若い子ほどよく寝ないとならなくて、60代以上は5時間もあればOKとされています。ま、みんな経験的に7時間くらいないとキツイって思ってるんじゃないかな？

そして、たいていの人は朝6時から7時ごろには起きて活動し始めますね。そこから逆算すると、ほとんどの方は午後12時前には寝ないと睡眠時間が足りなくなるのですが、どうです？　もっと遅くまで起きてるっていう方、多いんじゃないかな。そうすると、だんだん顔色がくすんでいきます。

体がキツくならない分の睡眠を必ず確保しましょう。その上で、東洋医学の考え方に基づいて三つの項目を調整してやることが、お肌のトラブルを起こさない秘訣なのです。

先ほど、みなさんはセルフ体質診断を行いました。まだやってない人は戻ってちょっとやってみてね。このチャートは、東洋医学の体質分類をほんとに簡易にしたもので、特に体の中の熱と水分の多い少ないだけに特化して作ったものです。他にもう一つ瘀血チャートがありましたが、4分類した体質それぞれに＋αで瘀血の体質がくっつくと思ってください。

お肌のかさつき、それによって引き起こされるかゆみは体の中の水、「湿」が足りているかどうかで決まってくると考えます。潤いは体内の水が担っているのです。これが多すぎるとべたべたしたり、むくみが出てまぶたが重く見えるようになってしまったり、フェイスラインがはっきりしなくなったりします。反対に足りないとかさつき・小ジワ・かゆみが出やすくなるのです。

吹き出物は「熱」が主に作用して起こるものと考えます。さっきの水の多い少ないはリアルにイメージできると思うんだけど、こっちのほうが東洋医学らしい考え方だからわかりにくい。

香辛料とか食べたとき、カーッと熱くなるでしょ。焼き肉とか行ってガッツリお肉たべると、体の中がグワッとエネルギーに満ちて、熱さも感じたりするでしょ。ああいう感じのを「熱」ってとらえるのよ。

体の中の熱を適度な状態に調整すれば、ちょうどよく温まってきて血色がよくなり、皮脂も分泌されてよい艶が出るんだけど、これが多すぎる状態になると熱気ムンムンになって体表面にわーっと吹き出して、ところどころ吹きだまりができてしまう……これを、吹き出物と考えます。それなりの年齢になって、小ジワが気になるお年頃だったりしても、飲食や休養のバランスがとれていないと、皮脂腺の多いところが詰まって吹き出物になります。

そして、瘀血ね。これこそ東洋医学に特有な考え方で、ほとんどの方が意味がわからない項目だろうと思います。

血液にも水が含まれている……というか、ほとんど水でしょ？　って思うよね。東洋医学では、水と血は別々に分けて考えてんの。その上で、体の中のエネルギーのうち、軽くて陽性のを「気」、重くて陰性のを「血」とします。水が滞るのが「むくみ」、血が滞るのが「瘀血」。瘀血があると、肌が浅黒くなったり、目の周りが黒っぽくなったり、シミやそばかすが出やすくなったりします。

ということは、①「湿」②「熱」③「瘀血」この三つを上手に取り回してやればお肌が中庸＝ちょうどいい状態になる……ということなのですよ。

ちょうどいい状態のお肌は美しく見えます。温かくて潤いのあるお肌で、血色がよく、触りたくなるような艶……いいなー、色っぽいねえ。湯上がり美人ね、イメージとしては。

それでは、各タイプごとにお肌をきれいに保つ方法をお知らせしていきましょう。

冷・乾

このタイプは寒い季節になると肌がかさついてかゆみが出たりしやすいうえに、あかぎれ・ひびわれ・ささくれ・しもやけなどのトラブルまで出てしまったりします。もともと熱も湿も足りないタイプなので、どちらもしっかり補ってやらないとなりません。4タイプの中で一番よく寝てよく食べることを実践しないとならないタイプです。また、とにかく保湿を心がけること。しっかり油脂を塗ってやって。

冷・湿

このタイプは、足の裏とか脇の下とか頭皮とかはジトジト湿気るのに、潤ってほしいひじ・ひざ・かかと・頬骨のあたりなどがカサカサしやすいタイプ。軽い運動を行ったり、お風呂で発汗させたりしてやると、潤いが皮膚表面まで到達してくれるので、改善してきます。味の濃いもの・塩気の強いものは避けるようにすること。

熱・乾

このタイプは、吹き出物が出やすいタイプ。体の中の熱を冷まして水を足してやらないとなりません。果物・生野菜・砂糖・乳製品・緑茶など、一般に「体を冷やしやすい」とされるようなものを意識的にとる必要があります。油脂・赤身の肉類は減らします。そして、動きすぎてしまうタイプなので、気をつけて休養をとること、睡眠時間は絶対に確保することを心がけましょう。

湿・熱

このタイプは、あらゆるものが体の中に多すぎる状態。ベタつく上に吹き出物が出やすいの。基本的には食べる量を減らすことと運動することが必要。その上で、果物・生野菜・乳製品・緑茶など熱を冷ます作用の食事を適量とるよう心がけて、油脂・炭水化物・動物性タンパク質は減らしてやること。睡眠は確保しつつも、余計にゴロゴロしないようにしましょうね。

瘀血

皮膚のくすみや目の下のくまがとれにくい、頬骨あたりにシミが出るなど、肌の色味に問題が出やすくなります。瘀血はまず、食べすぎ飲みすぎをチェック。心当たりのある方は油脂・動物性タンパク質・味の濃いもの・お酒・甘いものを減らします。水分をとらなすぎの方もたまにいらっしゃいます。飲みすぎてはいけないのですが、一日に1・2〜1・5リットル程度の水分をとるよう心がけましょう。

また、毎日散歩程度の運動を行うこと、強いストレスがあるならストレスを減らすこと、疲労しすぎないようにすることも大切なことだったりします。瘀血の原因は交通事故等の外傷も関係してくるので、なかなか改善しない場合は一度漢方薬局・東洋医学外来・鍼灸師に相談してみましょう。

2. 栄養状態が悪いとターンオーバーがうまくいかない

●完全菜食はタンパク質・EPA・DHA・鉄・亜鉛・B12・カルシウムが不足しがち
●食事バランスは数日から1週間単位でバランスがとれていればよい

雑誌取材を受けると、見本誌を1冊いただくことが多いのですが……ぱらぱらめくるとまあ、いろんなダイエットがありますねー。炭水化物抜きダイエットや、ほぼベジタリアンになるようなもの、単品を食べ続けるものなどなど。「ちょっと待ったー!」と言いたいです。これらの極端な食事制限は、栄養バランスを崩す原因になるので、お肌にとっては最悪の環境を作り出しかねません。

肌を作り出す主な材料って、タンパク質。これを体内で消化、分解してアミノ酸の形にして吸収し、また細胞内でタンパク質に作り替えるのね。肌の細胞は、内側で作られて表面に押し出され、最後は垢になってはがれ落ちるんだけど、もとになっている材料が足りなくなると、お肌を新しく作り変えるサイクルが狂ってしまいます。

このサイクルをターンオーバーというのですが、これがうまくいっている肌だと、多少日焼けしてもシミやそばかすになりにくいんだな。きちんと新しい皮膚に作り替えられるかどうかって大切なことなのよ。痩せたいからって、肉や魚を一切とらないようにして、野菜ばっかり食べ続けていると、皮膚の原料が足りなくなっちゃうの。

ベジタリアンはおすすめしません！

以前、美容系記事の取材を受けた際、「先生、マクロビとかグリーンスムージーとか……ベジタリアンってどう思います？」とたずねられました。私は、動物性タンパク質や脂質のとりすぎで太ってしまった方なんかが体質改善のために期間限定でやるのはいいことだと思うけれど、長期間続けるとよくないし、何より肌がくすんでくるよね……ってお話ししたのです。

そしたら、同席していたインタビュアーさんたちが「ですよね！　アレ、なぜなんでしょう。お肉とかお魚とか食べない生活をずっと続けている人って、だんだん色黒になりますよね？」って。

ベジタリアンな美容法って結構たくさんあるんだよね。だから、取材対象としてもお会いすることがそれなりにあったり、同業者でそうした美容法にはまっている人もたくさんいらっしゃったりするんだそうです。でも、その美容法が功を奏しているかっていうと、そうじゃないですよねえ、ってひとしきり話し込んだことを覚えています。

「ベジタリアンは肌がきれい」っていうイメージがあるかもしれません。でも、そういった方々には、ミルクや卵を食べていらっしゃる方も多く含まれています。これってどっちかというと、「動物性食品をとらないと肌がきれいになる」ってことではなくて、「野菜をたくさん食べると肌がきれいになる」って考えたほうがいい話なんだよね。

完全菜食には、かなりの知識と技術が必要です。いいかげんに行うと、栄養素の不足から体全体の機能が低下することもあります。完全菜食を安全に行うには、サプリメントの併用を必須としている研究論文すらあるんですから。

美容と健康のためにベジタリアンを続けている方で、**皮膚がなんとなく緩みたるんできた・色黒になった気がする・シミが消えない・小ジワが深くなった気がする……なんていう気配を感じていらっしゃる方。たぶん、栄養素が足りません。とりあえず、卵でもミルクでもいいので、動物性食品を少し取り入れてやってください。**それが嫌ならサプリメント類で補うことになります。具体的に不足しがちな栄養素は、タンパク質・ＥＰＡ・ＤＨＡ・鉄・亜鉛・Ｂ12・カルシウムなどです。必要なら、栄養士さんや薬剤師さんに相談したほうがいいよ。

結構大変だと思うのよね、サプリメントを摂取するのも。ごく普通の量の卵・ミルク・肉・魚を摂取していれば問題ない栄養素なのに、普通に食べるよりもずっと、お金と手間がかかっちゃう。だから私は、宗教的理由以外のベジタリアンっておすすめしないのですよ。苦労に見合った美しさや健康が手に入るわけではないからね。

宗教的理由でのベジタリアン……インドではベジタリアンが基本だってされているけど、ミルクはとるし、大量のバターや植物性油脂をとって潤いを補完しているのね。それに、インドはとても暑い国だから、タンパク質をたくさんとって体の熱を確保しなくても大丈夫なんだよね。

安易に炭水化物を抜いちゃダメ

炭水化物抜きダイエットに関しても、肌荒れが起こることが多いようです。これは穀物類をとらないことで繊維質が足りず、腸内環境が荒れてくることと、皮膚の原料になるはずのタンパク質を炭水化物の代わりにエネルギー源として消費してしまうから……とされています。短期間だけ行うのは問題ないのですが、やっぱり長期間続けると肌の美しさが失われます。

「○○だけ食べる」ダイエットは論外

卵だけ、りんごだけ、一種類だけの食品をとり続けるダイエットって周期的に流行しますが、これらはもう論外です。そりゃ体重は落ちるだろうけど、お肌はボロボロ、髪はパサパサ、顔色は土色……なんてことになりかねません。

お肌によい食生活とは？

いったいどんな食生活がお肌にとって理想的なのか。これって、ほぼ全員が学校で習ってるはずなんだよね、家庭科か保健体育で。

こういう図、見たことない？　赤・黄色・緑の三つに分けられた食品群。お皿の上に盛るとき、こんな割合で食べましょう……ってね。厚生労働省の食事バランスガイドより、こっちのほうがわかりやすいって思って、おすすめしているんだけどね。次ページの図の

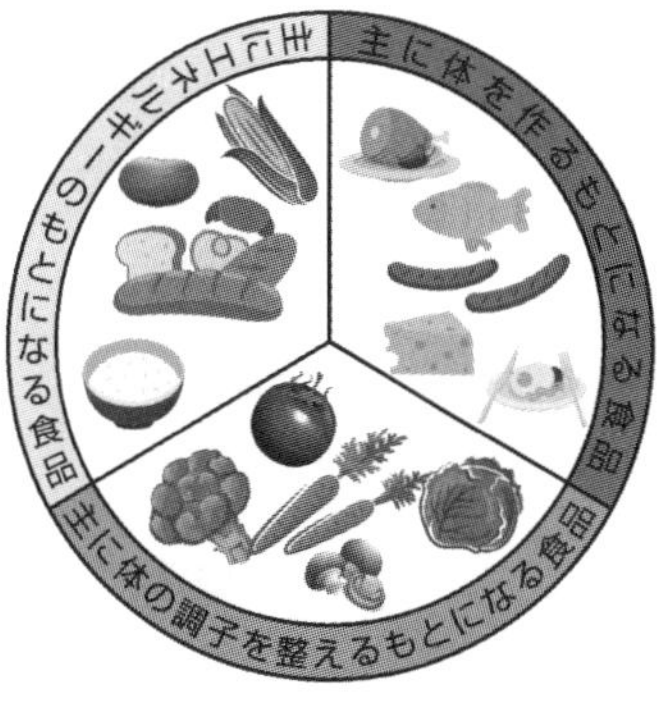
主にエネルギーのもとになる食品
主に体を作るもとになる食品
主に体の調子を整えるもとになる食品

三色食品群

ように、今はアメリカ農務省の食事指導でも同様のガイドが使われているのよ。

自炊するとき、お弁当を詰めるとき、この割合を思い出してやってみましょう。果物のところは野菜に置き換えても、置き換えなくてもＯＫ。体質やライフスタイルに合わせましょう。体が冷える冷・乾、冷・湿タイプの人は果物を多くとると体調が悪くなったりするからね。そんな人たちは果物を加熱した野菜類に置き換えてやったらちょうどいいです。

もちろん食事バランスガイドのほうが日本人に合わせて作られたガイドラインだし、細かくとらえられてもっといいバランスが考えられるんだけども、私、ざっくりしたとらえ方のほうがみんながわかりやすくて実践しやすいと思うのよね。このプレート法で「こんなバランスなんだな」って大まかにとらえられるようになったら、食事バランスガイドでもっと細かく自分の食事を分析したらイイと思う。

毎食毎食このバランスを維持するのは結構大変だから、数日から1週間単位で全体のバランスがとれている状態に持っていければいいです。

こういった政府主導の食事指導って軽んじられている感じを受けるんだけど、専門家が予算使って寄ってたかって作り上げて、関係省庁が大々的に広報してるわけよ。なぜだかわかる？　これを守ってもらうことで、病気にかかる確率を減らして医療費を削減する効果がしっかりあるってわかってる

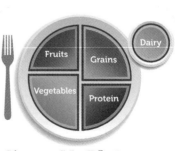

www.choosemyplate.gov

からです。

この指導をちゃんと取り入れれば、８割、いや、９割がた問題は解決するのよ、美容と健康に関しては！　みんな右往左往していろんな方法を試すわけでしょ？　でも、一回基本に返ってみたほうがいいと思うのよね。

なんとなく新しく見える方法より、絶対効果あるわよ。まずは一日一食でいいから、バランスのいい食事から始めましょう。

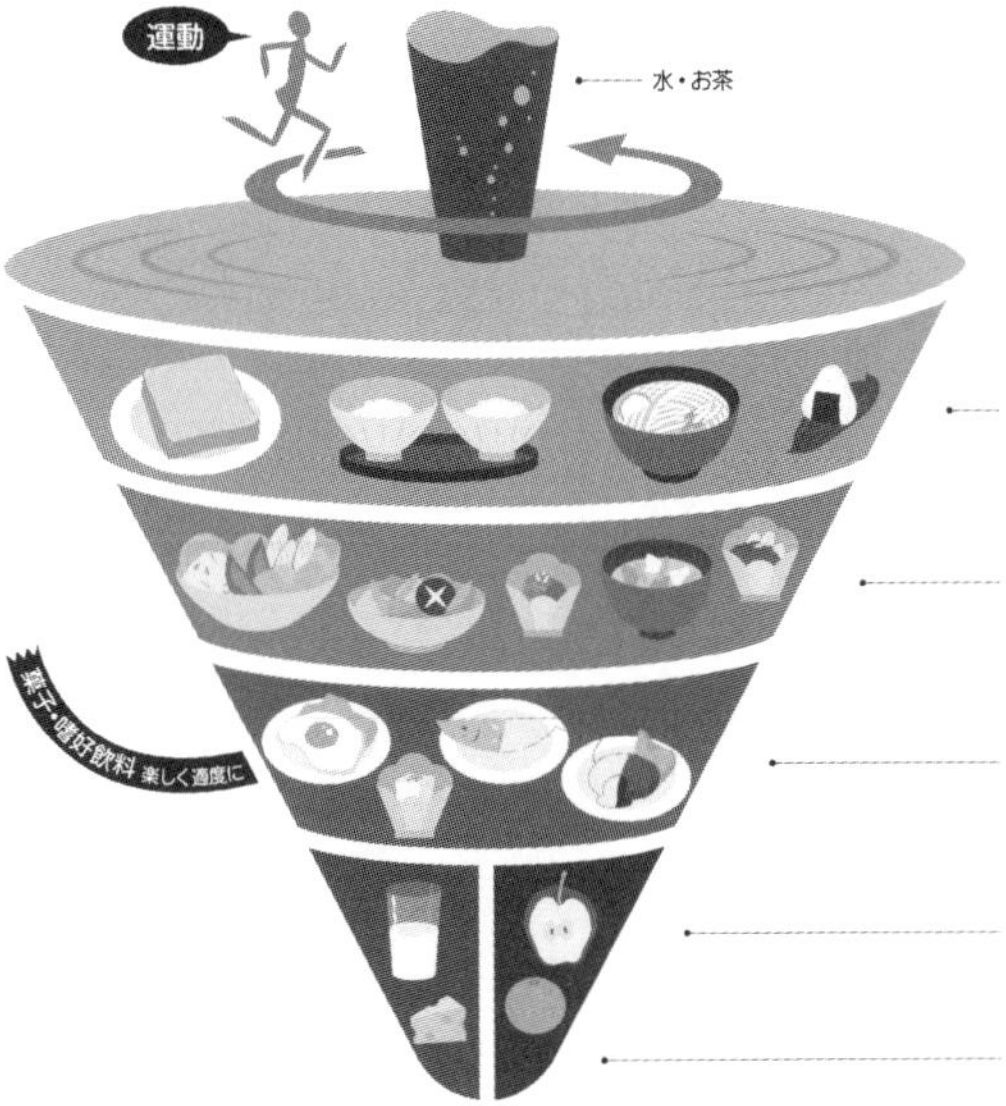

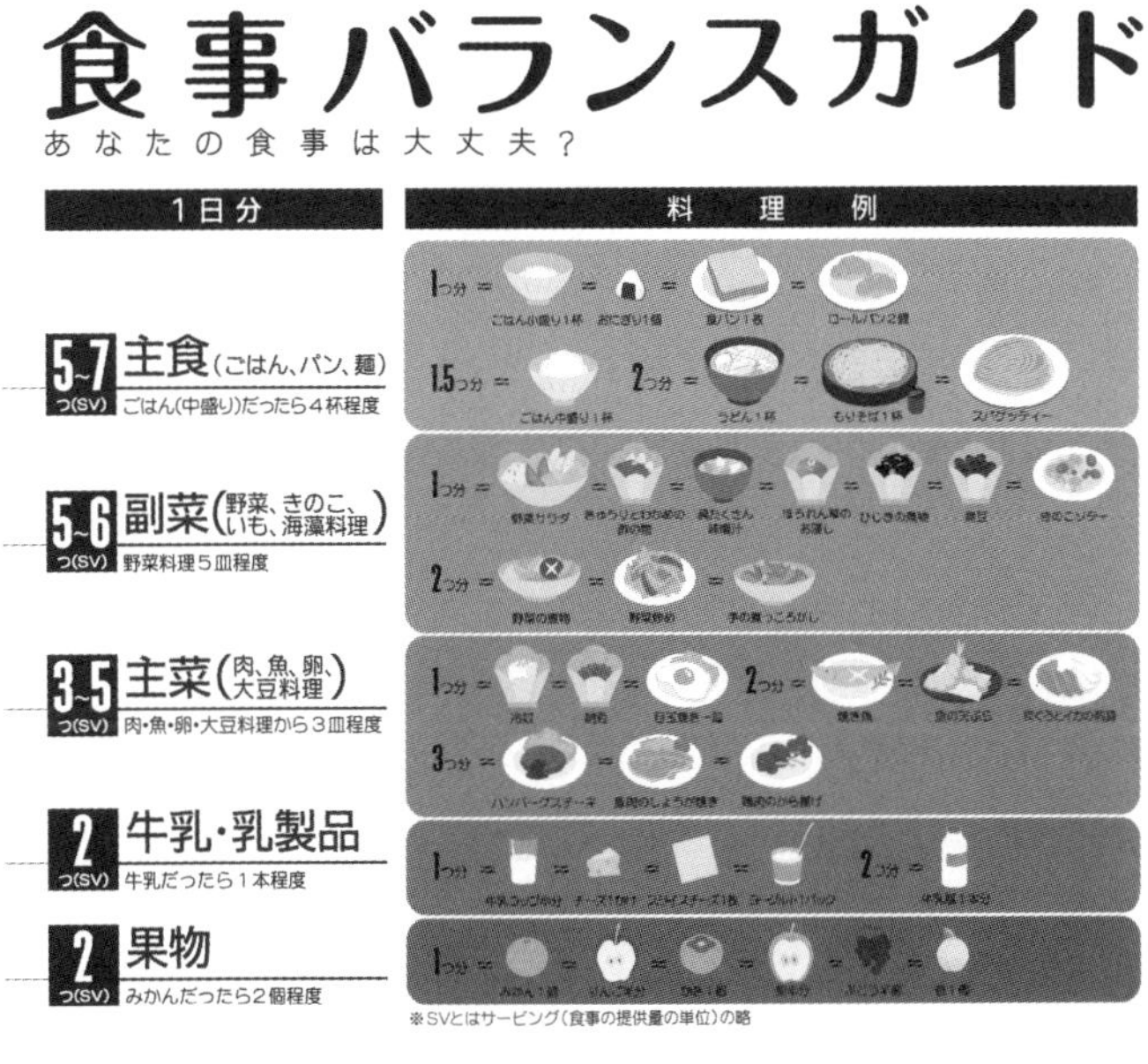

3. 洗いすぎてはいけない

●お肌は、刺激を与えれば与えた分だけ劣化する
●石鹸の泡を手のひらにとり、軽く洗うだけでよい

私の唯一の健康法らしき健康法って、近所の温泉が出る銭湯に毎週つかりに行くこと……だったりするんだけど、行くと洗い場でこれでもか！　って洗い続けている人がいて、他人事ながら心配になっちゃうのよね。

すごい人になると、私が全身洗って、屋内の湯船につかって、露天風呂まで入ってシャワー浴びて出るのに、まだ洗ってるんだから……そんなに洗ったら角質層が傷ついちゃうし、必要な潤い成分が皮膚から全部抜けちゃうってば。

体の汚れって、お湯で洗うだけでほとんど落ちるんですよ。水溶性の汚れがほとんどだからね。その中でも皮脂が多くなりがちなところ、湿気が多くて雑菌が繁殖しやすいところを重点的に洗浄剤を使ってやればいいわけなのです。

具体的には、足指の間、足の裏、陰部、脇の下、耳の後ろ、頭髪ね。こういうところもゴシゴシ洗

うべきではなくてね。ナイロンタオルでガッシガッシこすってる人、ボディブラシでワシャワシャ洗ってる人、洗車じゃないんだから、そんなにしなくても。

私は手のひらに石鹸をつけて軽く泡立て、それで洗っています。夏になるとそれ以外の部分が脂っぽくなることもあるので、その際は全身を軽く洗浄剤で洗うわけです。若いうちは顔面も洗浄剤で洗ったほうがいいけど、ある程度の年になってくると、洗えば洗うほどかさついてしまってねー。私はすっぴんなので、顔には夏しか石鹸使わないのですよ。それも、泡立てネットでたっぷり泡立てた泡で顔を包み込み、10秒くらいしたら洗い流すだけ。これで十分、余分な皮脂が落ちてさっぱりします。

スクラブ洗顔なんかしてる人がいたら即刻やめましょう。お肌は、刺激を与えれば与えた分だけ劣化するし、色素沈着もしやすくなるんだぞ。パンティのゴムがあたるところや、ブラジャーのホックがあたるところ、すこーし皮膚が厚くなったり、色素沈着したりしてない？　あれは、継続的に与えられる刺激に対して体が防御しようとしてそうなってるの。

女性の顔面って日々メイクして、クレンジングで落として……って繰り返し刺激が与えられてるでしょ。しかも、顔の皮膚って薄いのよ。その上スクラブ洗顔だの、洗顔ブラシだの使ったらどうなることか。大体毛穴の奥まで汚れを落とす……って意味ないしね。そんなとこまで汚れないよ。

これを言うとみんな驚くんだけど、私は固形石鹸1個であらゆる部位の洗浄を済ませています。最初はいろんな製品使ってたんだけど、最終的にはここに落ち着いてしまったのね。1個100円かそこらの、無香料無着色の石鹸ね。いわゆる「洗濯石鹸」とか言われちゃうような、アレ。髪の毛も、コンディショナーやらリンスやらなんだのかんだのって、大昔使ってたけど、石鹸シャンプーとクエン酸リンスに取り替えて、そのうちめんどくさくなってリンスすらしなくなったという……。

高校時代に寮生活していたころからそんなだったんだけど、風呂場でよく「りさ、シャンプーとかは⁉ それだけで洗ってんの？」って言われたっけなぁ。美容師さんには「もともとすごい強烈なストレートヘアの上、健康すぎてパーマがかからない。無駄だからパーマはやめといたら」と言われましたよ、はい。まあおかげで風呂場の殺風景なこと。夫が私の浴室を初めて見た際「ねえ、シャンプーは？」って聞かれたもん……ないって言ったらものすごい驚いてたっけね。そんな夫も今では石鹸1個で頭のてっぺんからつま先まで洗っております。もちろん息子も。

固形石鹸だけでみんながみんな洗顔も洗髪も済ませられるかどうかはさておき、その手の製品を使おうが使うまいが、お肌も髪も健康で美しい状態を保てるってのはわかっていただけるんじゃないかしらね。洗浄剤の問題じゃなく、どう洗うかのほうが大切ってこと。洗いすぎない、こすりすぎないことがとても大切なの。

4. とにかく保湿命です

- 湯上がり後にできるだけすみやかに、10分以内に保湿する
- 未精製のホホバオイルと高純度のワセリンがあればいい

で、だ。銭湯の脱衣所に出てくると。みんな、汗が引くまでぼーっとしているか、さっさと着替えはじめるかどっちか。

保湿！　保湿はどうした！　さっきまでのあの、洗うことに傾けていた情熱を、皮膚の保湿ケアに振り分けてくれ！！！　髪の毛乾かしてからやっと、化粧水をはたいて、乳液つけて……って始まるけど、それじゃ遅いのよ。**お風呂上がりはすぐ保湿。上がったら即が理想、ほっといても長くて10分以内。**これを守ることで肌のかさつきは本当に減ってくるの。

保湿って、「湿」を「保」つ、わけです。お風呂に入ったり、洗顔したりして皮膚の水分量は格段に上がっているわけですよ。これを、蒸発しないように保って閉じ込めるために何が必要か？　っていったら、油分なのです。たっぷり皮膚に含まれた水分を逃がさないうちに、皮膚表面に油脂の膜を作ってやること。これが保湿のかなめなの。

肌の美しい人が多い地域って、環境中の水蒸気量が多い地域、かつ、風が吹かずに穏やかなところ……なのだそうです。これがそろったところは、お肌の乾燥が進まない環境です。化粧品メーカーのポーラが開催している『美肌県グランプリ』で、三連覇したのが島根県。風があまり吹かない・日照時間が短い・水蒸気量が多いという条件がそろった土地です。

みんな紫外線対策は相当気にしてるけど、肌の水分量を保つことも、もっと気にして。乾燥はとにかく肌の大敵だと心得ておいてください。

私はほとんど毎日治療室の中にいるので、通勤の往復1時間弱が紫外線に当たる時間。あとは洗濯物干したり、取り込んだりする程度。これって、大部分のオフィスワーカーや家庭の主婦の生活と同じじゃないかと思うけど、この程度の生活で紫外線ケアってホントに必要なのかなと、つねづね疑問です。

だって私、真夏も往復自転車通勤ですが、日焼け止めは塗っていないのよ。ほんの少し日焼けしてるのかな？　と思うけど、シミやそばかすがそれで増えたということもなく。もっと長時間日光にさらされる人はしっかりUVケアしたほうがいいけど、そうじゃなかったら保湿ケアに重点を置いたほうがお肌を美しくする効果は高いと思うよ。

わざわざ乳液やクリームを使う必要もなくてね。乳液って、水分＋油分でできているのですが、湯上がりや洗顔後に必要なのは表面を保護する油分なので、水分と混ぜ合わせて乳化させているものでなくてもいいのね。

今お使いのものが肌質に合っていて、テクスチャーが好きなのであれば別に乳液でもクリームでも

OKです。どれを使うにせよ、間髪を入れずに塗ることが何より大切。使っているメーカーが問題じゃないの、とにかく一刻も早く湯上がりに塗り込むことが大切なの！ 浴室から出た瞬間から皮膚から水分が逃げていくんだと思って。なんなら、浴室内で塗りたくったって構わないくらいよ。床がヌルヌルするからオススメはしないけど！！

私自身は未精製のホホバオイルと高純度のワセリンを使い分けています。さっぱり仕上げたいところはホホバオイル、乾燥からガッツリ保護したいところはワセリン……って感じです。

風呂上がりに顔を保湿するのはホホバオイル、手やひじ、ひざのかさつき、唇の荒れには高純度のワセリン。顔が荒れてしまったらそこもワセリンを利用することにしています。赤ちゃんのお肌って敏感で、結構あちこち荒れたりするのだけれど、お風呂できちんと洗浄して高純度のワセリンを軽く塗布し、保湿すると、一晩でほとんど綺麗になるの。

ホホバオイルもワセリンも赤ちゃんに塗れるほど安全だし、どれもこれもまあ化粧品に比べてすごく安いから、気兼ねなく使えますよ。

5. 有効成分が浸透……しないんだなコレが

●ほとんどの物質は皮膚を通り抜けない
●栄養は食べて体内から取り入れる

つい先日。面白い記事がFacebookのタイムラインに流れてきました。

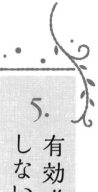

「【悲報】「お肌の奥まで浸透」はウソだった‼　化粧品の粒子はお肌の表面にさえも浸み込んでいないと判明」（＊1）

Richard Guy教授によると、一般的な化粧品に使われている粒子は、人間の髪の毛の１００分の１ほどの大きさだそう。そこで、20〜２００ナノメートルの大きさのポリスチレンビーズに蛍光タグをつけ、肌に浸み込むかどうかを共焦点レーザー顕微鏡を用いて観察したところ、これらのビーズは角質層と呼ばれる表皮の一番外側の層にさえも浸透することはできなかったという。

「悲報」ってところが笑いを誘いました。いや、ほんと女性にとっては悲報のようなのです。あっちこっちから阿鼻叫喚が聞こえてきたもん。

結論から書いておきますが、どれだけ高い化粧品を塗ったとしても、上等の食事を定期的に食し、規則正しく睡眠を取り、適度な運動をすること以上の効果は期待できません。まずここで「ガーン‼」となっておいてください。追って説明しますから。

今回のこの記事は、ナノ粒子についての話でした。「ナノってなんナノ？」って時々私の周囲で聞かれるオヤジギャクですが、それはさておき、簡単に説明。

記事の中には「髪の毛の太さの100分の1程度の粒子」と書かれておりました。コレがだいたい20～200ナノメートルの大きさだそうな。

1ナノメートルとは、10億分の1メートル、100万分の1ミリメートル。まあよくわかんないけど小さいよね。

産総研のサイトの「ナノテクノロジー」というページを見てみると（＊2）、甲子園球場のバッターボックスから外野フェンスを1ミリメートルとしたら、球場の砂粒一つが1ナノメートル相当だってたとえられていました。どのくらい小さいか、なんとなくわかるかな。なんかねえ、通常私たちが過ごしている世界観とはまったく違うもんだから、理解しにくいんだよね、こういう単位の比喩ってば。とりあえず、「うわ、すごく小さいね」って思えたかなあ。

で、だ。20から200ナノメートルのポリスチレンビーズは一切皮膚を透過しなかった、というのがこの記事の話でした。これは当たり前の話。皮膚はバリアのためにあるので、なんらかの物質が簡単に皮膚を透過するんだったら、感染症にかかりまくり、触った物が体内に取り込まれまくりだもん。

もしも皮膚がいろんな物質を簡単に透過させるとしたら……大腸菌その他が体内に入っちゃうから、うっかりトイレでオシリも拭けないよ？　というか、トイレ掃除が命がけになるね。掃除しただけでいろんな感染症に一発感染だ。

入浴剤とか使うと、多分蛍光塗料で染めたみたいに全身が染まるよ？　口紅使うと、クレンジングでも落ちなくなるよ？　そして、食器洗い洗剤を使って食器洗いとか絶対無理。シャンプーで洗髪もできないな。

というわけで……たいていの物質は皮膚を透過しないんだけども、例外的に皮膚を透過するものもあるんだよね。ある条件を満たすと皮膚を透過するのです。インドメタシンやボルタレンの塗り薬が筋肉の痛みを緩和するのはそのせいだからね。さて、ああいう薬はなんで皮膚を通り抜けられるのか。

まずは、分子量が小さいこと。正常な皮膚の場合は、分子量５００が皮膚を透過するかしないかの分水嶺になります（＊３）。分子量ってのはなんなのかというと。……コレもめんどくさいんだけども。簡単に言うと、分子量は、分子を作っている成分の元素の、原子量を全部足したもの、です。えーっと、たとえば、H_2Oで水、なんだけど、コイツの分子量は、

Hの原子量は１・01

Oの原子量は16・０なので、

１・01×２＋16・０≒18・０

となります。つーことで、水は皮膚を通り抜けられるんだわ。だから、お風呂入りすぎると水でふやけてくるでしょ。生きているカラダには、体液濃度を一定に保つ仕組みがあるから、ふやけきっちゃうことはないんだけどね。ちなみにヒアルロン酸は分子量100万前後、コラーゲンは30万前後。分子量が大きすぎて、皮膚は通り抜けられないよ－。

次に、脂溶性と水溶性の両方の性質を併せ持っているほうが、皮膚を通り抜ける力が強くなります。これは、皮膚の一番表面を覆っている角質層は脂溶性のものが吸収されやすく、角質層よりも下は水溶性のもののほうが吸収されやすくなってるからなのだ。

角質層をできる限り取り除くと、皮膚の吸収力は強くなるそうで。ケミカルピーリングって聞いたことある？　弱い薬剤を使用して、角質層を溶かして、皮膚の新生を促す美容法なんだけど、ピーリングの弱いのを行ってからだと、いくらか皮膚へ化粧品の成分が吸収されやすくなるみたいです。けれど、そのかわり、皮膚のバリア機能も破壊されているので、ピーリング施術後は刺激や異物に弱くなります。日光に当たるのもダメ。シミができちゃったりするからね。

水溶性と脂溶性の両方の性質を持っているもので一番身近なものって、界面活性剤です。合成洗剤が一番最初に思い浮かぶかもしんないね。でも、石鹸も界面活性剤なんだ。こういう性質を持っている物質は、水と油を混ぜることができます。油汚れが洗剤で落とせる理由って、界面活性剤が持っている「水と油を仲良くさせる」＝水と油の境「界面」を「活性」する働きがあるからなんだ。

ともかく、

1. 分子量500以下
2. 水にも油にも溶ける性質

がないと、皮膚を通り抜けるにはなかなかムズカシイのだ。こういう性質を満たしている化粧品に含まれている成分って、「水」「界面活性剤」「香料」とかだったりするのだ……。有効成分だって言われている以外のものばっかり。

で、だ。実験に使ったナノ粒子。右記の条件を満たしているかってーと、ちょっとどうかと思う。ポリスチレンナノ粒子でしょ。おっそろしいほど小さいプラスチックのつぶつぶよ、コレ。どんなに小さい粒子だったとしても、水には溶けないし、油溶性も低いよね。そして、ポリスチレンは高分子って呼ばれる物質の一つで、だいたい分子量1万以上を「高分子」って言うのだ。だーかーらー。皮膚を通り抜けられないのだ。いろんなナノ粒子があるけど、

1. 分子量500以下
2. 水にも油にも溶ける性質

が満たされていないと通れないの、皮膚は。ダメナノ、ナノ。そんなには可能性が高いもんじゃないんだけど、ナノ粒子、毛穴にたまって逆に問題起こしたりするかもしれんのだ。皮膚は透過しないけど、毛穴には入り込める大きさのがあるからねー。白金ナノ粒子が毛穴にたまってニキビができても困るでしょー。

お肌のためには、食べて体内から栄養を皮膚に運んでもらったほうが確実ナノ。お高い美容液よりも上等の食事を規則正しく食べたほうが確実ナノよ〜。わかってくださったかしらー。

（＊1）http://irorio.jp/asteroid-b-612/20121002/30326/（２０１２年10月2日）
（＊2）https://www.aist.go.jp/science_town/scientist/scientist_03/scientist_03_02.html
（＊3）https://www.jcia.org/user/public/knowledge/essay/essay4　ほか

第2章

年をとることを
おそれない

6. 美しさの厚み

いい加減私も40代半ば近くになろうというところ。「若さを保つ秘訣はなんですか？」って聞かれたりとかしてね。いや別に保ってないし。ちゃんと年とってるもの。アイドルなんか、ちょっと年とってくると「劣化」とか言われちゃってね。劣化って何よホント。年とっちゃいけないの、って。

加齢を感じさせない女性たち、美魔女が出始めたころは「わーすごいなー！」って素直に言われていたような気がするのですが、最近はどうにも、批評するのが難しい存在になりつつあります。

長期にわたって若くてきれいな状態を保つためには相当な努力と、医学的処置を含むさまざまな対策が必要です。それはもう、恐ろしく時間とお金と情熱がいると思います。「美しくなる努力をして何が悪いの？」って、確かにそうなんです。でもあえて問いたい。ホントにその美しさでいいの？ って。

これって何かに似てる……って頭に浮かんだのは、プリザーブドフラワーね。薬剤や色素でまるで生花のような状態で保存できるようにした、新しいタイプのドライフラワーです。花がつぼみから開いて散っていくのを、途中で時間を止めちゃうわけですよ。バラなんかは、つぼみの状態のものから、ちょうどよく開いたもの、満開のものとさまざまな段階で止めたプリザーブドフラワーが売られています。

これらはたしかに美しいのですが、なんかしっくりこないんです。透明な樹脂に閉じ込められた花の標本とはまた違った、なんとも言えない違和感がある。

いいや、美しいのですよ？　ですが、わあ綺麗！　といって、手にとって、香りを嗅ぐと「う!?」ってなる、アレはなんでしょう。「思ってたんとちがう」って、アレ。

ドイツのコンテンポラリーダンスカンパニーで、日本でも有名なヴッパタール舞踊団に『コンタクトホーフ』という演目があります。『ピナ・バウシュ　夢の教室』という映画で目にされた方もいるかもしれないです。

ヴッパタール舞踊団の芸術監督だった故ピナ・バウシュが、さまざまな分野の「美」に対して与えた影響ははかりしれません。黒一色の服で有名な山本耀司が「ピナにはひれ伏す」と言っていたり、坂本龍一さんのオペラ「LIFE」に映像で出演していたりします。

『ピナ・バウシュ　夢の教室』は、まったくダンス経験のない10代の子たちが舞台に立つまでの記録映画ですが、本来の『コンタクトホーフ』は、舞踊団のメンバーが踊るものです。私は、再演を彩の国さいたま芸術劇場で見ました。

ヴッパタールには、65歳以上の『コンタクトホーフ』というものも存在しています。これは、65歳以上のダンス経験のない男女が、舞台に立てるようになるまで稽古をし、公演を行ったものです。

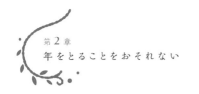

そしてこの演目で、本国ドイツで一番人気があるのが、65歳以上バージョンらしいんですね。

日本人で初めてヴッパタール舞踊団に加入した、市田京美さんいわく、「動きだけ振り付けても、『コンタクトホーフ』はちっとも面白くないし美しくない。高校生くらいが踊ってもダメ。最低でも30歳超さないとね」と。

ヴッパタール舞踊団は、初期は30歳を超えたダンサーじゃないと重用されなかったそうなのですよ。人生の厚みがないと、動きに厚みも美しさも出ないという理由で。

同じ振り付けでも、美しさが出たり出なかったりします。見た目がツルッとしていて、シワがなくて、ウエストのクビレもしっかりあってという若さの美しさと、65歳以上のシニアが醸しだす美しさがあります。人生には段階があって、その段階それぞれに美しさがあるということじゃないでしょうか。

そう考えると、プリザーブドフラワーを作りだすように、表面の美しさの時間を止めることに時間を費やすのは、ちょっともったいないのではないかなあと思うのです。若さにとらわれて、必死で時間を止めようとしても、どんなにがんばったとしても……完全に時間を止めることはできません。

赤ちゃんには赤ちゃんの、子供には子供の、若い娘には若い娘の、成熟した女性には成熟した女性の、それぞれの自分なりの美しさがあるでしょう。それは、どこかにしがみつくことではなく、一つ一つ、段階を上るようにして、育てて、咲かせるものではないでしょうか。美しさは、最後の一息を吸い込むその時まで。そうありたいものです。

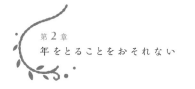

7. 東洋医学の知恵で仙女を目指す

●東洋医学で目指す美しさは、年を重ねても目指すことのできる美しさ
●体の中の生命力を減らさず、さらに増やす、睡眠、食事、運動、呼吸の基本を知ろう

東洋医学のおおもとになっている思想の一つに、「神仙道」というものがあります。これ、仙人になる方法なのね。中国の始皇帝が不老不死の霊薬を求めて怪しい薬を飲んで命を縮めた話を知ってるかな。あの薬は水銀が含まれた危ないものだったのね。そういった危険なものを飲んだり食べたりする手法が含まれていたので、神仙道は今ではすっかり廃れてなくなっちゃったけど、現代の漢方や鍼灸、気功法にそのエッセンスがしっかり受け継がれています。

神仙道で目指す「仙人」って、白髪でヒゲが生えたお爺さんのイメージだと思うんだけど、ちゃんと女性の仙人もいるんだよ。仙女と呼ばれています。仙女は仙人とは違って、若くてみずみずしい女性の姿をしています。また、桃を手にした姿で描かれることが多く、その頬は手にした桃そっくりで、ふっくらとしており桃色に染まっています。ボディラインは思わず触れたくなるような丸みを持った

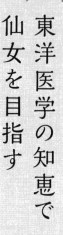

カタチ。

美魔女に代表されるようなモデル風味の姿カタチって、細すぎて、年齢を重ねた人が目指そうとすると全体にギスギスしてしまい、血色も悪くなりがちです。見た目キレイだけど、あんまり触りたいとは思わないような感じ。常々私は、モデルさんやタレントさんのように、テレビや雑誌に露出することがお仕事の方たちのボディを目指すのは間違いだよと患者さんたちに申し上げておりますのよ。で、ああいった仕事の方たちは特殊な「観賞用」であって、現実に美しいのは、もっと触りたくなるような質感を持ったボディです。

東洋医学で目指す美しさって、仙女の姿なんですよね。ふっくらとしてみずみずしく、血色の良い頬と、触り心地の良い適度な脂肪ののったボディ。生命力を感じる、生きた花の美しさです。これって、若い子の特権でもなんでもなくて、どんなに年を重ねても目指すことのできる美しさです。

また、この美しさは、おばあちゃまになってもやっぱり美しいのです。ボディが細すぎる状態で年を重ねると、年齢に従ってさらに細っていってしまって、シワっぽく骨っぽくなってしまうのですが、仙女のような美しさは全体に厚みがあり、生命を感じるボディです。

東洋医学には仙女を目指すための知恵があちこちにちりばめられています。大昔は病気になってしまうと治ることがとても難しかったから、東洋医学では病気にならない状態を作るための「養生」が大切とされていたのね。

この、養生が神仙道から受け継いだエッセンスだったりします。体の中の生命力を減らさず、さらに増やして年を重ねても元気で美しくいられるように、食事や運動、呼吸、睡眠など、生活全般にわたってさまざまなメソッドが残されています。ごく簡単に説明しましょう。

睡眠をとるべし

まず、なにより大切なのは睡眠。体の中の生命力を減らさずにさらに増やしていくには、夜しっかり眠ること。大昔、暦を作るために天体観測をする人たちは長生きできないって言われたくらい、夜遅くまで起きていることは命を削るって考えられていました。

東洋医学では、生まれ持っている命の力、**「先天の精」**は、夜眠ることで回復すると考えられていたのですよ。「先天の精」は、おぎゃーっと生まれ出た瞬間からどんどん減っていきます。だけれど、きちんと眠ることで減るスピードをゆっくりにできるのです。

少なくとも午後12時前には寝ること。おおまけにまけて12時半ね。「先天の精」をしっかり体にためこむには、真夜中まで起きていてはダメです。だから、「ショートスリーパーになろう!」なんてライフハックはあんまり推奨できません。もともと体質としてショートスリーパーの人っているのですが、訓練で獲得できるものじゃないと考えてください。

眠っている間にたまるのは「陰」の気。**陰陽はワンセット**なので、今度は陽気を取り込まないとならないのですが、それはどうするのかというと。これは、朝日を浴びて目を覚ますことだったりします。だから、よく寝たほうがいいからといって、お日様があんまり高くなる時間まで眠り呆けてはいけないのです。

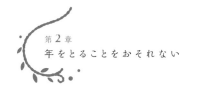

旬のものを食べる

東洋医学では、季節の食べ物は、その季節の生命力を含んでいると考えるのね。貝原益軒の『養生訓』には、季節外れのものを食べるのは危険だとすら書かれています。**食べ物は、旬の食材を使うこと。**季節に合った素材を食べてやることが、どんな特別な食事方法よりもよく効きます。時期はずれのものは値段は高い割に体に与えるチカラは低いのです。安くておいしくて命にあふれる食事をしましょう。

また、**春夏と湿気の多い時期は動物性タンパク質と脂質少なめ、秋冬はその反対にこってりめの食事**……と覚えておきましょう。

運動の心得

運動は、運動不足はモチロンのこと、激しすぎてもいけません。毎日しっかり歩くことを意識します。1万歩も歩けたら大満足ですが、20~30分程度歩くことができたら良いのです。通勤時間中でも、ウィンドウショッピングをしながらでも別に構いません。脚を動かしてやることで体の中の巡りが良くなって、みずみずしさを保てると考えられています。

詳しくは後の章で紹介しますね。

仙女の呼吸術

呼吸は腹式……ってよく言われていますが、特にそこにはこだわらないでいいのです。年がら年中腹式を意識しているがために、体の緊張が抜けなくなってしまう人もいますからね。腹式であるかどうかより、呼吸が浅くならないようにすることが大切。とりあえず、思い切り吐ききって、そこから吸い込めば深い呼吸が得られます。

呼吸が浅くなっているなあと思ったとき、口をすぼめてフーーーーっと息を吐き、鼻から吸います。イメージは、吐くときは自分が歯磨きのチューブにでもなったみたいに、お尻の穴のほうからだんだん絞り上げていくようにして呼吸を吐ききって、吸い込むときは手の中で握りつぶしたスポンジが、手をひらくと一瞬で元に戻るみたいな感覚で。このとき、吐くほうが吸う長さより長くなるようにしてやればOK。

最初は三つ数える長さで吐ききって、二つ数える長さで吸う程度で行います。慣れてきたら、できるだけ長く吐いて、一瞬で吸い込むように仕向けていきます。このとき決してカラダに力が入らないようにね。吐ききるとき、吸い込むときに、肩が上がってしまったら意味がありません、リラックス、リラックス。毎日続けたほうが効果は高いのですが、なかなか続かない人も多いかな。時々思い出したときにやってください。私は臨床中にもこの呼吸法を行っていることがありますよ。

仙女になる方法って、こんな感じなんです。地味でしょ。東洋医学なんだから、陰陽とか、気とか、そういう……もっと魔法みたいな方法を想像していたのではないでしょうか。

そういうのいらないんですよ。養生とは、地味で大したことないけど、意外とできていない事柄のつみ重ねである、と言ってもいいほど。

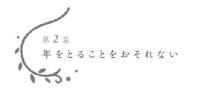

あまりにも当たり前で、地味でパッとしない。でも、毎日続ければ確実に効果が出てくる。それが養生です。

かっちり毎日守れれば理想的ですが、時々忘れちゃっても別に構いません。忘れ去らないことが大切で、一日や二日できなかったからってそこで諦めないこと。またそこから始めればいいですし。何回忘れても何度でも思い出せばよいのです。そうやってじんわりと。目指せ、桃の仙女様！　です。

8. 肌のやつれ感、くぼみ感が出るのは、タンパク質と油脂が足りないから

●必須アミノ酸をバランスよくとらないと肌が痩せる
●食事から極端に油を抜くと肌の乾燥をまねく
●栄養バランスは3食の合計でとれればよい

前の章にも書いたように、菜食主義は美容にいいって言われているけど、どうもそうじゃないんじゃないかなあ……というのが私の持論です。特に、完全に動物性食品を排除するタイプの菜食主義の場合はね。色黒になるってこと以外に、全体に肌のハリと潤いが足りなくなってくるのも問題です。なんでそうなるかというと、ハッキリ言えば、食事に含まれる栄養素が足りないから。

お肌の材料になっているのはタンパク質と脂質。菜食主義者は、相当戦略的に食事内容を組み立てないとさまざまな栄養素が足りなくなることが知られているんだけど、タンパク質もそのうちの一つなの。

タンパク質を構成しているのはアミノ酸。そのアミノ酸には、体内で合成できるものと、合成できなくて、食べたものから吸収することが必要な9種の「必須アミノ酸」（リジン、メチオニン、スレ

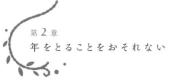

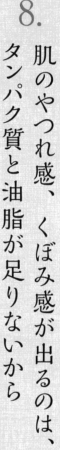

〈アミノ酸のバランス〉（＊）

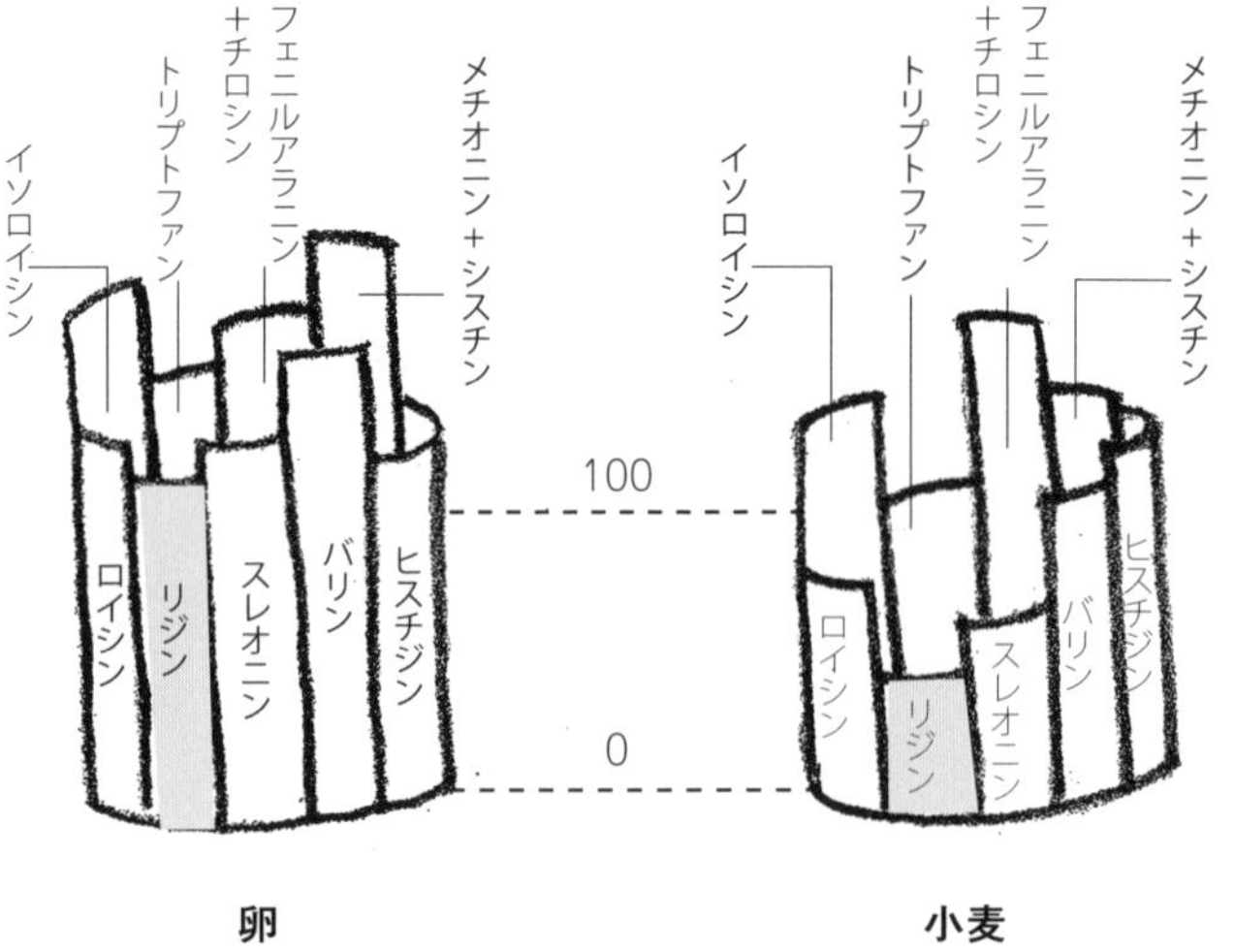

オニン、イソロイシン、バリン、ロイシン、フェニルアラニン、トリプトファン、ヒスチジン）があります。

そして、動物性タンパク質は必須アミノ酸すべてをバランスよく含んでいるんだけど、植物由来のタンパク質は含有量に偏りがあるから、困っちゃうんだな。

必須アミノ酸は面白い性質を持っていて、8種までを必要量の100％摂取できていても、残りの一つが50％しか摂取できていなかったら、他の8種も50％しか体内に吸収されないの。よく、上の図のような「アミノ酸の桶」というイメージで表されます。

卵のアミノ酸のバランスと比べて、小麦はリジンが低いよね。このケースだと、リジンのレベルのところまでしか吸収しません。こういう状態が恒常的に続くとだな、皮膚を作る材料が不足するんだよ。結果どうなるかというと……肌が痩せるわけです。これがハリが足りなくなってやつれた感じが出る原因です。

これねえ、食べ方がうまくいっていない菜食主義者だけではなくて、食事をおろそかにしている人にも起こることなのよね。

忙しくなってくると、とりあえずお腹がいっぱいになるものを片手間に口に放り込んでおしまいにする人がいると思うんだけど、そういうときに食べているものって、菓子パンとかカップ麺とかおにぎりだけとか、タンパク質がほとんど入っていなくて、炭水化物や脂質に極端に偏ったものでしょ。これを続けていると、やっぱり肌が痩せてきて、ハリが足りなくなったり、たるんできたり、毛穴が妙に目立ったりしてきます。

そして、脂質ね。これは、多すぎても少なすぎてもいけません。食べすぎると吹き出物が出るのはご存じの通り。でも、ある程度油脂をとらないとどうなるか。

お肌の潤いが水分でできているのはわかると思うけど、その水分をお肌に留めておくには何が必要？　お肌のお手入れは、化粧水をはたいてから乳液つけるでしょ。水分を浸透させる→油分でフタをする……の二段階でコンディションが整うワケです。

で、その油分ってちゃんと自前で出してるのよね。皮脂腺から分泌される脂ね。これは、どんな上等なクリームよりも素晴らしい、天然の保湿剤。自分の中からわき出てきているんだから、体質にぴったり合ってるってこと！

ところが、食事に含まれる油脂を極端に減らすと、分泌される脂が減少して、水分が蒸発し放題になっちゃうのよ。そうすると、これもまたお肌のハリが減ってしまう原因になります。

痩せたいとか、食べると太るからって理由で油を極力排除する人も多いと思うんだけど、極端な油抜きを行うと肌がカサカサになってきます。そうするとシワっぽくなってしまうし、炎症が起こりやすくなって肌トラブルの原因にもなるの。**太るのが嫌だからってタンパク質や脂質を抑えすぎた食事をとり続けると、老けた見た目を作る原因になる**ってことです。

あまりに食べる回数を減らすのも栄養が足りなくなる要因になりえます。なんでかっていうと、一日3食食べるのと、1食しか食べないのを比べたら、3食食べる場合は3回分の合計でバランスをとることができるけれど、1食しか食べないならその1食でバランスをとらないとならないわけよ。これって結構大変なこと。3食食べてても、「ああ、今日は忙しいからお昼はおにぎりとお茶だけ……あとでちゃんとしたご飯食べよう」とかってあるでしょ。1食だけの食事をとる時間帯に、万が一忙しかったりすると、その日はバランスをとることができなくなっちゃうわけです。

そんなわけで私は、**できるだけ複数回食事をとることをおすすめ**するんだ。3食食べるにしても、全体の量が極端に少ないなら必要な量のタンパク質や脂質がとれないことになるからね。この場合はカロリーも足りていないことがあるので、ボディ全体が痩せすぎてしまって余計にやつれた印象が出ます。頬はふっくらしていないと老けた顔に見えるのよ。

そりゃあ、すごい美人さんだったら骨っぽい印象が出ても綺麗よ……宮沢りえさんみたいにね。でも「私はあそこまでの美人じゃないわ～」って思うなら、痩せもせず、太りもしないちょうどよさそうな頬を保ってないと、ホント実年齢以上に老けて見えます。

「痩せているほうが綺麗」って思ってかなり体重を絞っていらっしゃる方を、適正体重に持っていくよう、いかにして説得したらいいか……と、美容業界の方から相談を受けたことがあります。「どうみてもシワっぽくなってしまっているし、美しくないのだけど、本人はガンとして言うことを聞かないの」とお困りのようでした。

大人の女性に必要なのはハリ・ツヤ・潤い！　これは皮膚にだけ必要なものではなくて、ボディラインに関してもそうなのです。適度に内側から押し上げるだけの脂肪分がついていないと、ジューシーなツヤのある色香は出ません。ウェイトコントロールって痩せる方向性だけじゃなく、適切なボディラインを保つために行うんだってことを頭の片隅に置いといてね。

（＊）参考文献：『基礎栄養学』第3版、坂井堅太郎編、化学同人、２０１２年ほか

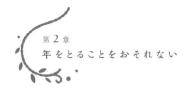

9. 爪楊枝とペットボトルで美容鍼灸

自分でできる、顔を引き上げるツボ刺激

美容は一日にしてならず……これが基本。そうは言っても、計画通りにはいかないのが人生ですね。ここ一番！　って日にかぎって、なんだかよくわからないけれど残念な顔になっちゃったりするのよね。そこで自分を責めてもあとのまつり。

この間、プロのカメラマンさんに自分の写真の撮影をお願いすることにしました。雑誌なんかで取材を受けたときに「お顔写真拝借したいのですが」と言われるから、……で、こういう日にかぎって、朝起きると顔がむくんでたりすんのよ。うひゃーですよ。今日にかぎって。なんで、なんでなの！！

でもこういうときってあるよね、あるある。

そんなとき、完璧にはならないにせよ、かなりリカバリーできる方法があります。おもむろに台所に行って、ホット専用ペットボトルを取り出してくるわけです。

ペットボトル温灸

台座つきのお灸が流行ったので、お灸そのものはご存じの方が多いんじゃないかしらね。あれは火を使う方法なんだけど、背中なんかの手が届かない場所に使うのは無理。私も何度か肩に火のついた

アレを貼りつけてやけどしたことがあります……。いや、何事ものは試しだと思ってさ。

そこで、火を使わずになんとかできないかしら……って思って考え出したのが、ホット専用ペットボトルにお湯を入れてお灸のように使う方法。

キャップがオレンジ色のペットボトルを用意して、まずボトルの3分の1まで水を入れ、そのあと3分の2に沸かしたお湯を入れます。こうすると、お灸したときと同じ温熱刺激を体に与えることが可能な、70～80度のお湯が作れるのだ。

顔のむくみには、2本のペットボトルを利用します。片方は通常通り、70～80度のお湯が入ったペットボトル、もうひとつは冷たい水を入れたペットボトルです。水道水程度でも十分効果は出ますから、キンキンに冷えている必要はないです。真夏は冷蔵庫で冷やした水のほうがいいかもしれない。

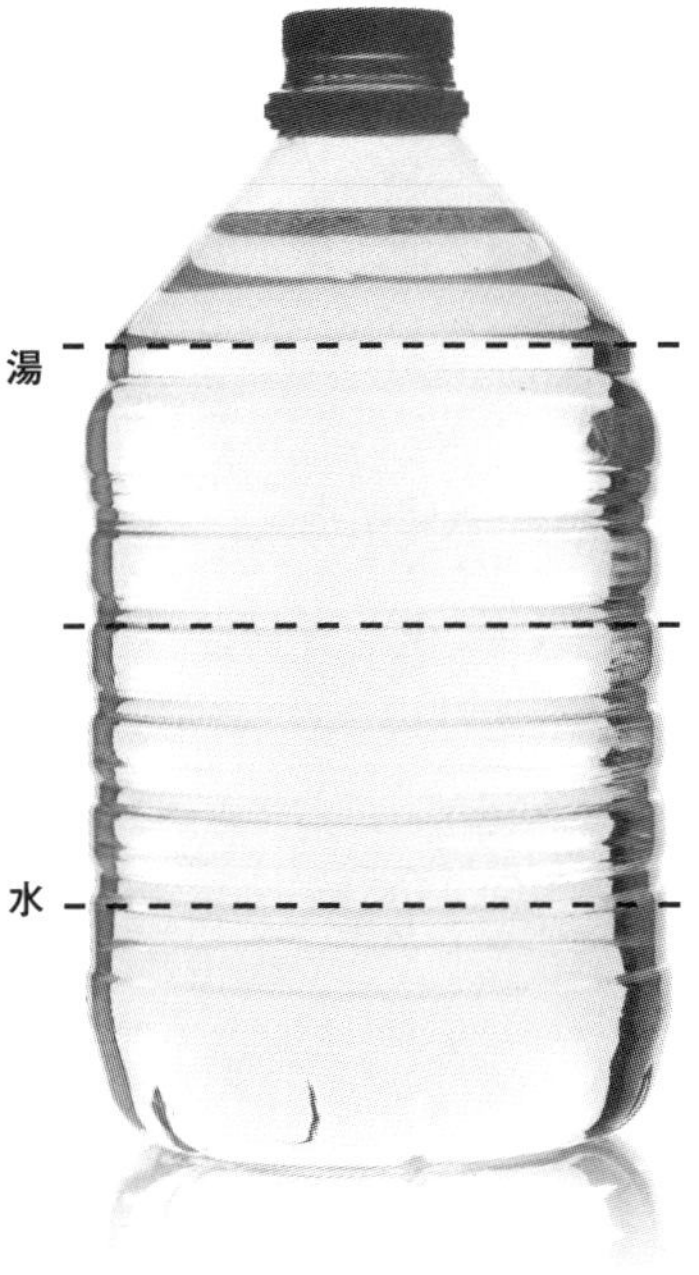

温灸用ペットボトル

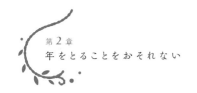

まず、目の周りをペットボトル温灸します。

写真①のようにペットボトルの側面を使って目の周り全体を温めるか、ペットボトルの底のへりを使ってアイホールにまんべんなく当てます。「アチッ」となったら離し、再度当てることを繰り返してください。顔は皮膚が薄いので、絶対に熱さを我慢しないこと。

そのあと、写真②のように眼窩の外側、こめかみ辺りにペットボトルの底のへりを押し当てます。ここから先がポイント。さっき、ペットボトル温灸した場所と同じ場所に、冷たい水が入ったペットボトルを押し当てるんです。

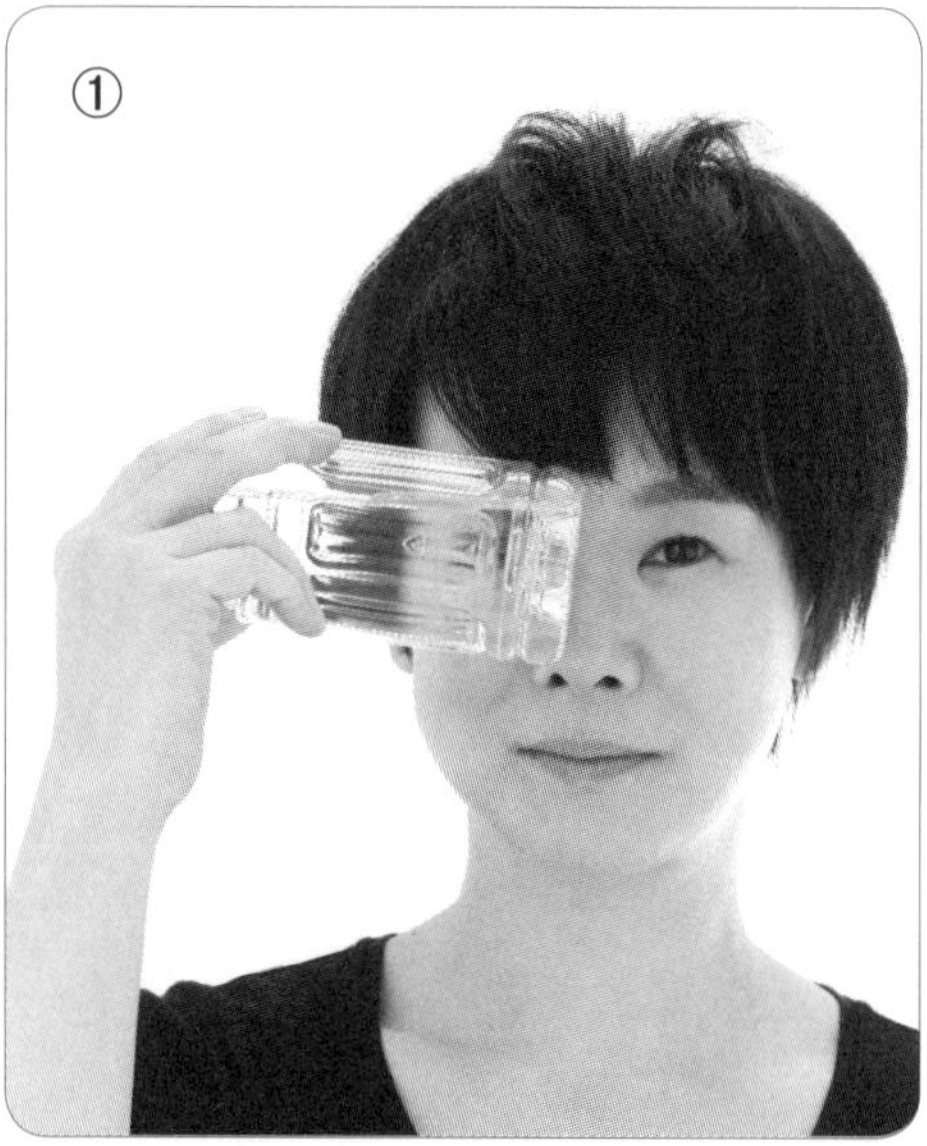

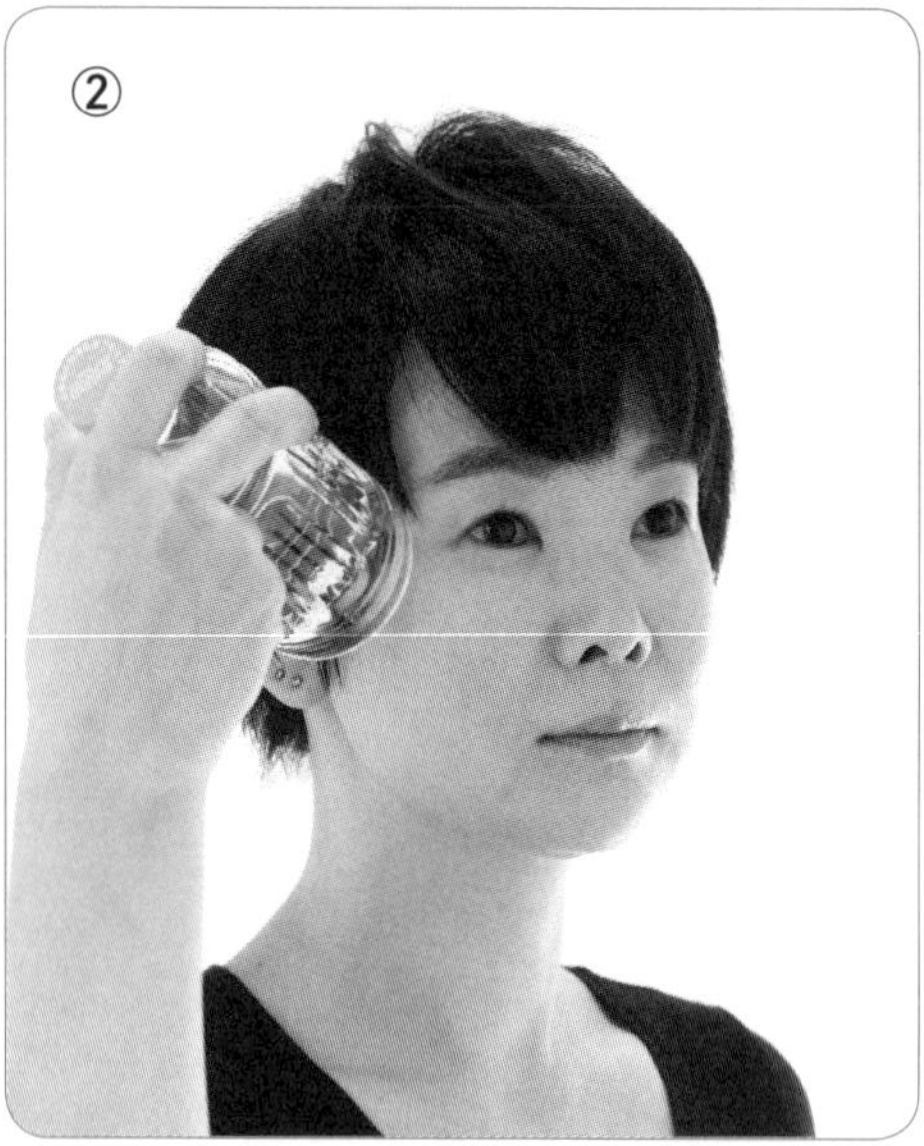

③
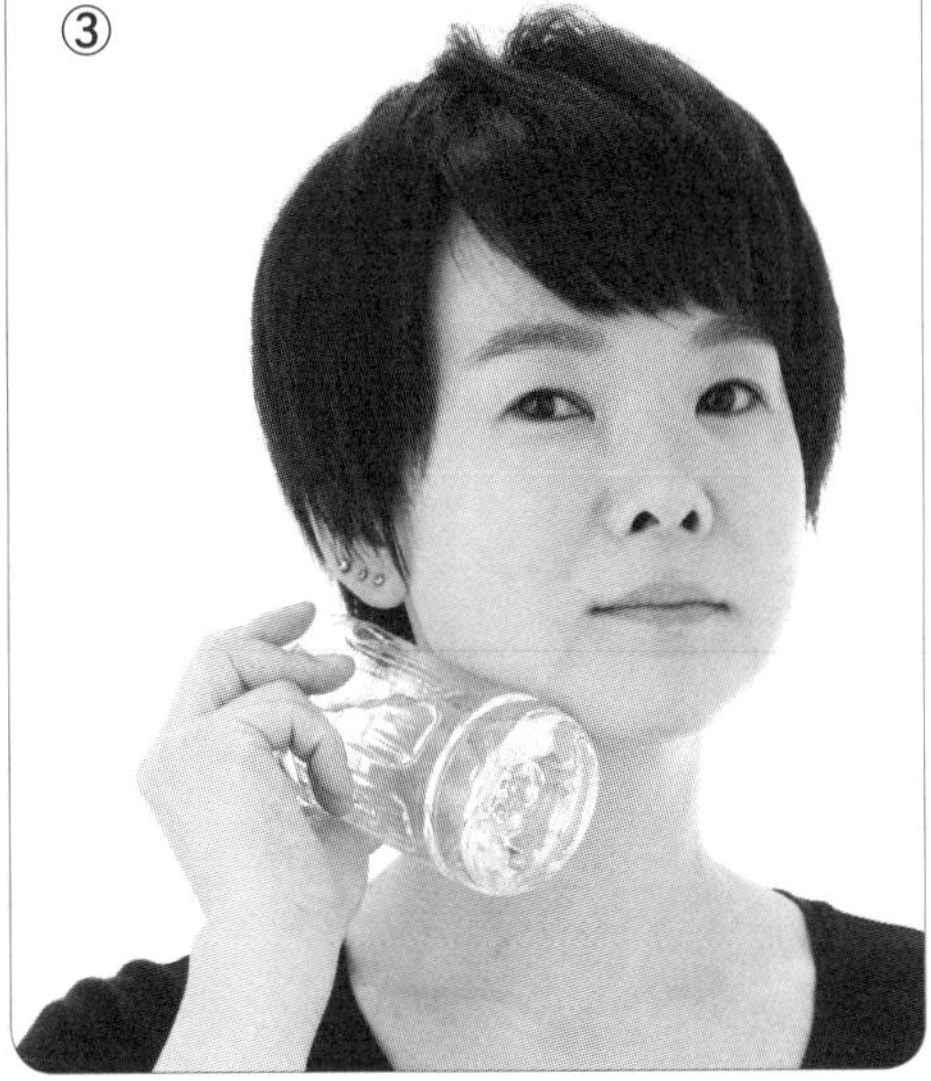

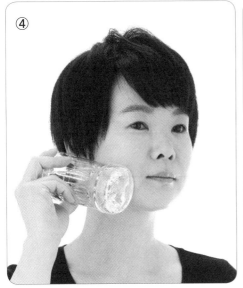

④

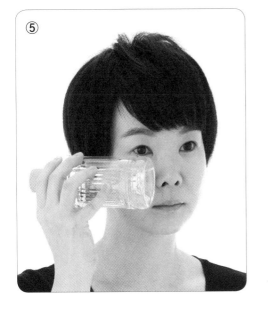

⑤

次、フェイスライン。
下顎角（エラのところね）の下に押し当てて（③）、つぎに下顎角の上に押し当てます（④）。それから、頬骨の上に押し当てます⑤。その後、冷たい水が入ったペットボトルを、②で目の周りにしたのと同じように、押し当てます。①～⑤の目の周り＋フェイスラインの工程を数回繰り返してやること。

ここまでやったら、温かいお湯の入った方のペットボトルで肩の凝っているところを数カ所温灸し、最後に失眠⑥にペットボトル温灸をして終了です。「アチッ」となったら皮膚から離して3～5回繰り返してください。

肩と失眠は顔と違って熱さを感じるまで時間がかかったりします。その際、押し当て続ける時間の目安は3～5秒。一度でアチッとならないときは当て続けるのではなく、皮膚から離して再度押し当てる行程を「アチッ」となるまで繰り返してください。

爪楊枝鍼で、自分で鍼ができる！

「なんかほうれい線とか、頬のたるみとか、眉間のシワとか気になる…」って場合。爪楊枝を10～20本くらい、輪ゴムで止めます。これで爪楊枝鍼のできあがり。

技術に自信がない人ほど本数多めでお願いね。

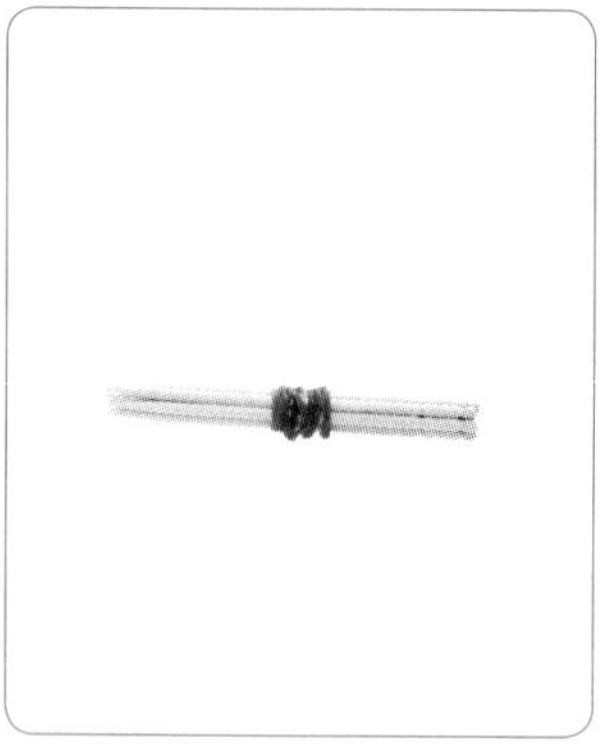

⑥

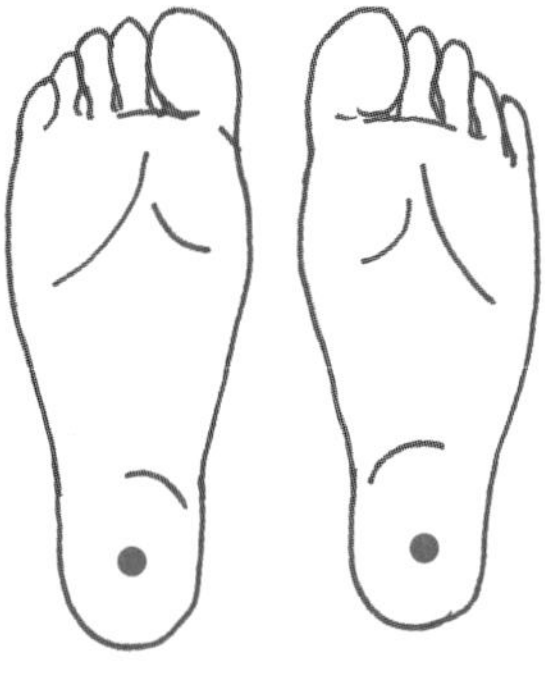

失眠《しつみん》

かかと中央の、押すと軽い痛みを感じる点

慣れてきたら本数を減らすの。私たち鍼灸師なら1本でイケル。数を少なくピンポイントで的確に刺激できたほうが効果は高いんだけど、あんまり上手じゃない人が爪楊枝の本数少なくしちゃうと、必要なポイントに必要な刺激が与えられないことがあってね。

まずは、顔のほうれい線方面から。

口角の下あたりに、こっている筋肉があって、コイツがほうれい線を目立たせる原因です。ほうれい線そのものには手を加えないのがポイント。爪楊枝鍼は決してグイグイ押し付けないこと。皮膚に軽くあとがついて、発赤してくる程度の圧力で構いません。

次、リフトアップするよ!

奥歯を噛み締めて硬くなる筋肉（咬筋）を狙います。頬を触りながら奥歯を噛み締め、筋肉が一番太くなるところを狙って軽く刺激（⑧）。

⑦

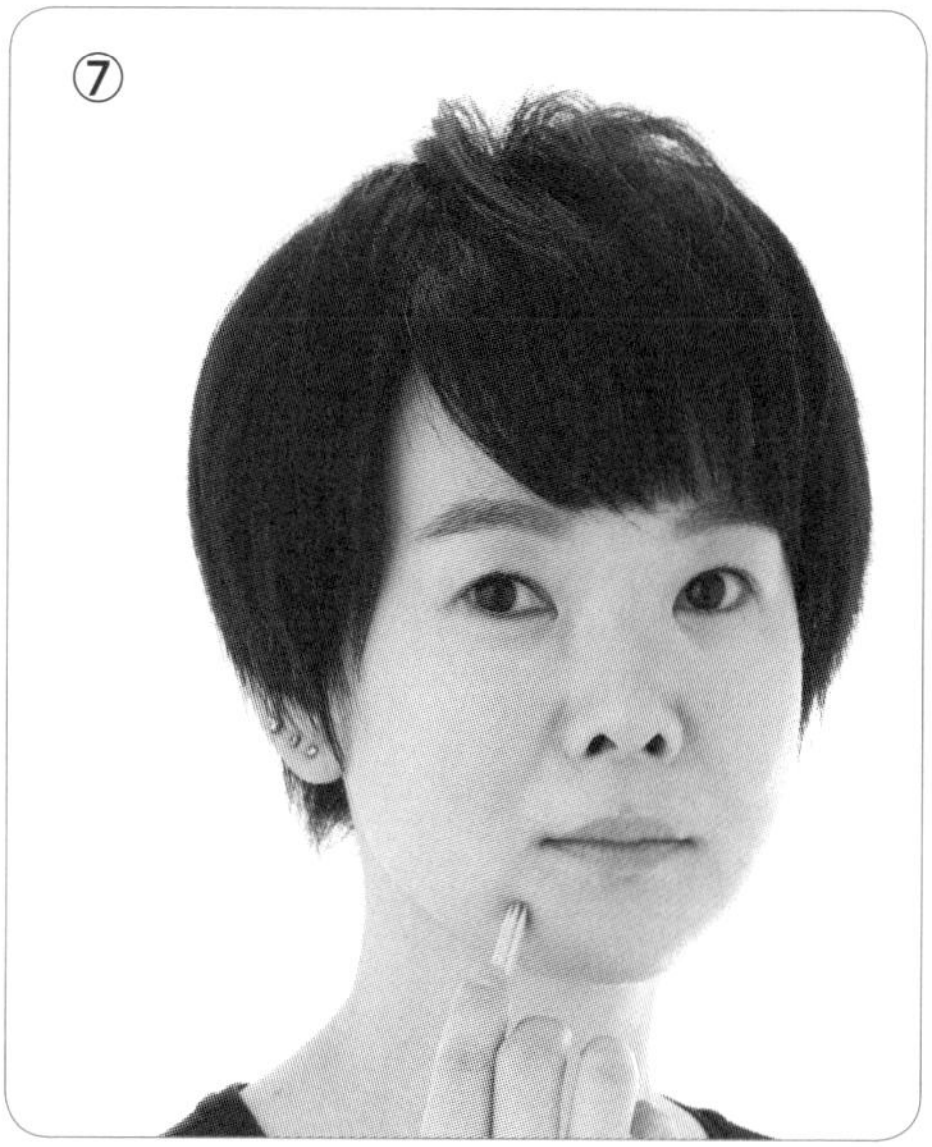

⑧

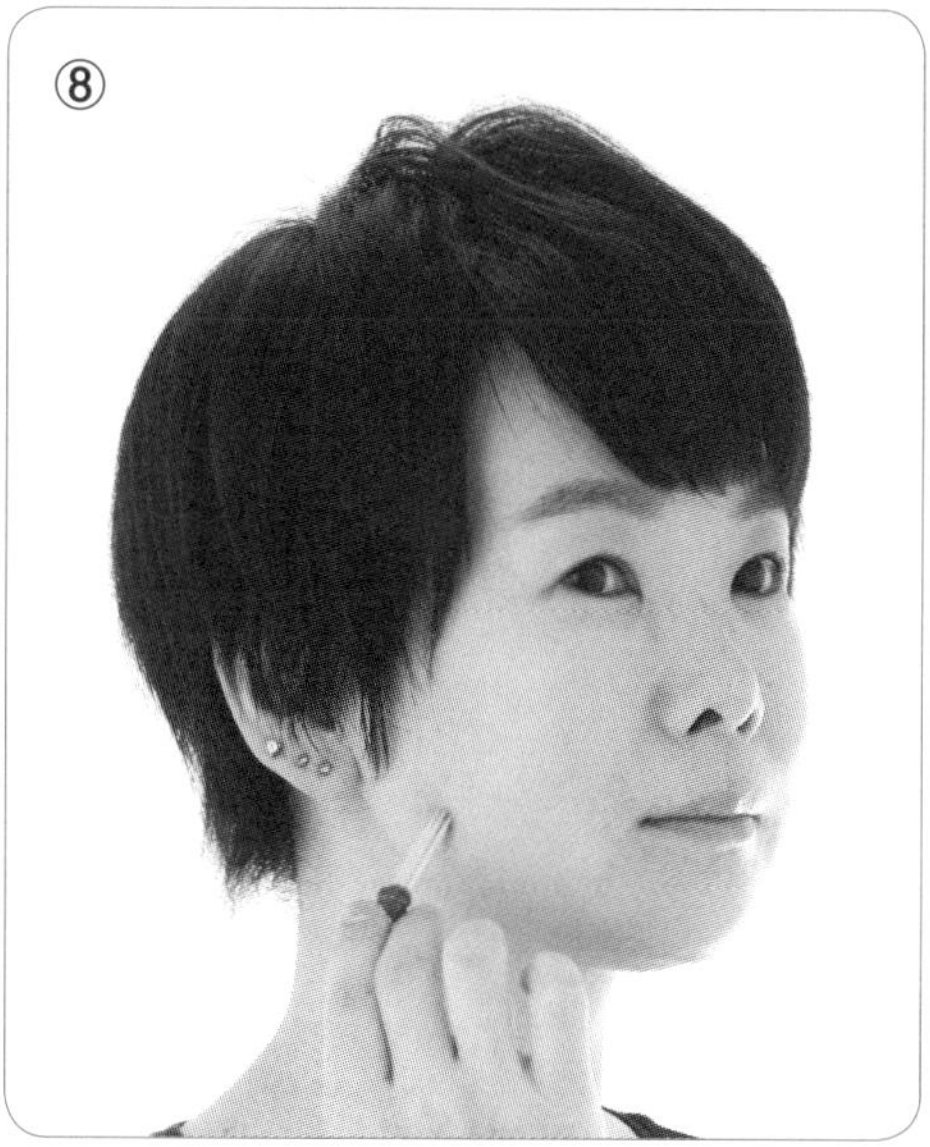

頬骨の上、3ケ所くらいに分けて、内側から外側に軽く刺激。もしも触って硬くなっている部分があったらそこを重点的にね！（⑨）

むくみだけだったらペットボトル温灸のみ。リフトアップもしたい場合は爪楊枝鍼を行ってから、むくみ用のペットボトル温灸を使うとても効果的ですよ。

爪楊枝鍼に関しては、あまり強く押し当てると皮膚に赤味が出ちゃうから、朝起きてから行う場合はごく軽く刺激することがポイント。そのあとのペットボトル温灸でしっかり温めてしっかり冷やすと赤味が減ります。

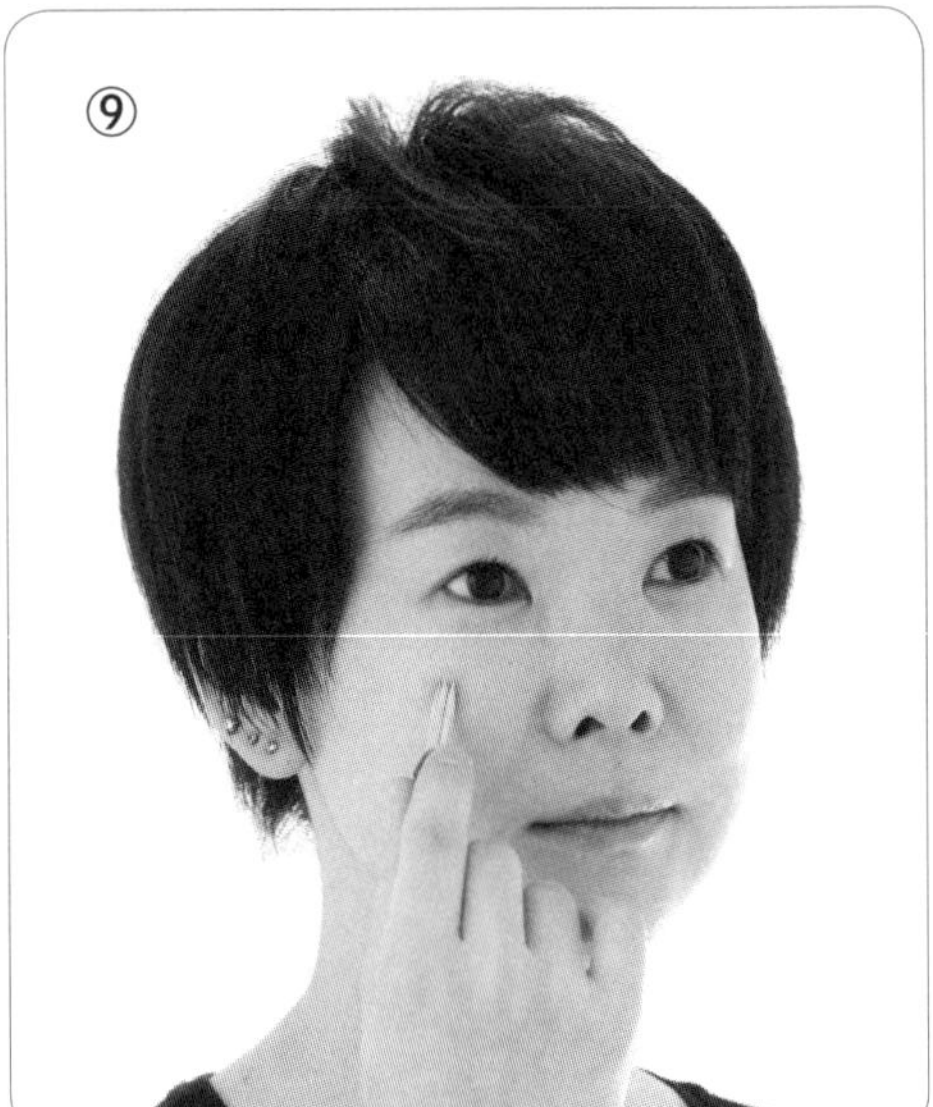

ここぞ！　って日の数日前からこれらの手当てができればかなり違うよ。この場合、爪楊枝鍼の刺激は少し多めにします。刺激したところがはっきりポワッと発赤するところまでやりましょう。朝起きて大慌てでやるよりも数日前から。ちょっとがんばってみてね。

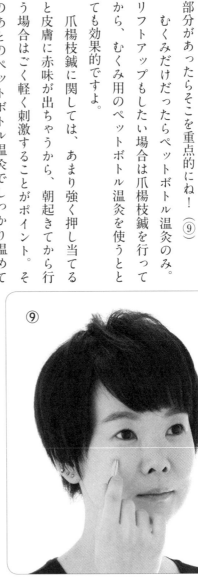

10. 老化の原因を取り除くなんて無理

「活性酸素が老化の原因」という話、一度は耳にしたことがあるのではないでしょうか。

活性酸素によって体が酸化され、これが老化の原因になるので、活性酸素を除去する物質の入ったサプリメントを摂取するといいとか、そういった成分がたくさん入っている食材をとることで老化防止に努めると良い……などという話が、最近はあちこちから聞こえてきます。

健康情報はなんでもとりあえずまゆにつばつけて疑ってみよう……というのが私のスタンス。老化の進行に活性酸素が本当に関連してるのか、ソイツを除去するってサプリはほんとに必要なのかどうかについて考えてみましょ。

で、活性酸素って何よ？　というと。通常大気中にある化学的に安定している酸素の状態から、さまざまな物質に対して化学反応がおきやすい状態になってしまった酸素のこと（＊1）……って言われてもよくわかんないよね。

中学の理科で習った、「物質が安定している」状態を「分子」って言うの、覚えてるかな。酸素は「O_2」って状態で通常存在しているけど、これを分子といいます。化学的に安定というのは、電子が過不足なく存在して他の物質と簡単にくっついたり（化合って言ったよね）しない状態のことを言います。

酸素も時にはイオン化し、「O」という状態になりやすいです。この状態だと化学的に不安定で、周囲から電子を奪って安定状態になりたがります。というか、化学的に不安定な状態をイオンって言います。このイオンの中で、分子や原子の最も外側の電子軌道に対にならない電子があるものを、ラジカルないしはフリーラジカルと呼ぶそうです。この、フリーラジカルになっている酸素を、「活性酸素」って呼ぶのです。

細胞の老化は、ミトコンドリアDNAが活性酸素で変化してしまうことで起きるのではないか？という仮説が有力視されていたことがあったんですが、2005年にこの説、否定されているのです。知ってた？

早老症という、通常の数倍のスピードで年をとる病を発症するマウスを作ることに成功し、老化の進行にはミトコンドリアDNA変異の蓄積が関与していること、また、ミトコンドリアDNAの変異に従来有力視されていた「活性酸素による酸化障害」が関与していないことが示された……という研究結果が2005年7月15日発行のアメリカの科学誌『サイエンス』に発表されたとのことです（＊2）。

ミトコンドリアDNAの損傷を引き起こすのが活性酸素ではないということが示されただけなので、活性酸素が老化と関係ないという結論にはならないのですが、「じゃあ、何がミトコンドリアDNAの変異を引き起こすのか？」ということに関して、研究が振り出しに戻った状態。この間論文検索してみたけど、結局これを反証する論文や、ミトコンドリアDNA変異を引き起こす物質などを突き止めた論文は探し当てられませんでした。

さて、と。ここまでが長い長い前置きだったりします。「活性酸素を除去する」と謳われたサプリメントを見たことがあるのではないでしょうか。現在使用されている方も多いかもしれないですよね。「活性酸素はカラダを錆びさせます。活性酸素除去サプリで錆びないカラダを手に入れてアンチエイジング！」なんて言われていたりして。同様のものに「老化は糖化が原因」という説があります。こちらも立証はされておらず、研究中です。

老化の進行が活性酸素や糖化によるものかどうだかもわからないのです。それを除去するサプリがアンチエイジングに役立つかどうかもわからないでしょ。いかが？

これ、あらゆる活性酸素除去サプリが、どれだけ活性酸素を取り除くチカラがあったとしても、この一言に尽きるのですよ。だって、老化の原因が全然わかってないんだからね！

（＊1） https://kotobank.jp/word/%E6%B4%BB%E6%80%A7%E9%85%B8%E7%B4%A0-164302
（＊2） https://www.u-tokyo.ac.jp/focus/ja/press/p01_170712.html

11. 年齢にあわせて生活することで、年齢から自由になれる

『風姿花伝』って本があります。世阿弥という能の天才が後継者のために書き記した、「いかにしてトップスターであり続けるか?」を説いた伝書です。まあ、そのころの能の舞手っていったら、エグザイルとかジャニーズとかAKBとか目じゃないくらいの大スターよ。世阿弥さんなんか、将軍様が直々に後ろ盾になってくれちゃってたりするんだからさ。この書物はいわゆる秘伝の書で、世阿弥の一族だけが受け継いできたものでした。

そんな貴重な本の中で世阿弥さんが何度も繰り返し説いているのは「花」という言葉。「あの人は花がある」とかって言って、今でも使う言葉よね。

「花」には種類があるって世阿弥さんは書いていて、その中の一つに「時分の花」というのがあります。「自分の花」じゃないのよ、「時分」、一時的な、とか、その時だけの、って意味ね。若いころの姿形が可愛いとか、声がカッコイイとか、そんな生まれつき持っているもので、年をとると衰えるものを指しています。

それに対して「まことの花」がある。これは、長い年月稽古を重ねて身につけたもので、年をとっても最後まで散ることなく残る花だとしています。時分の花が咲いているころに慢心することなく、

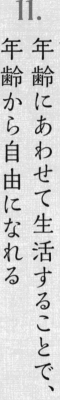

まことの花目指して稽古せよ……って話なんだけどさ。

この話って、プリザーブドフラワーにならずに仙女になるという意味でもあると思うのよね。人生のその時々によって、咲かせる花は違っていていいし、違っているべきだし、それぞれが最高に美しく咲くようにすれば、年をとることの恐怖からも自由でいられると思うんだ。

もう亡くなられて久しいのだけど、私が中学校時代から読んでいた作家さんで森瑤子さんという方がおられました。森瑤子さんの小説を読まれたことがある方だったら、「え、理砂先生それは相当おませでは」と思われるはず。まあその当時から村上龍さんの『トパーズ』とか平気で読んでたんだから推して知るべしなんですが。森さんの『非常識の美学』というエッセイに「バラとひまわりと造花と」という一篇があります。

森さんは「女性はみんな花なのだ、バラもあれば、ダリアも、水仙も、ひまわりもある。ひまわりはバラの美しさを、ダリアは水仙の清楚さを、羨ましく思うかもしれない、けれど、それぞれはそれぞれの美しさを、しっかり肥料も水もやって育てましょう。35歳すぎて同窓会でも行ってみなさい。美人のバラや水仙やスイートピーは、もともと綺麗だから肥料や水をやるのを忘れてしおれてしまったりする。人生の後半で美しさを発揮するのはたいていかつてのひまわりやダリアさんたちなんだから」……と。これ、『風姿花伝』に書かれていることと同じことですよね。研鑽し、育てて、その時々の花を咲かせて、真の花まで到達しなさいって。人生のその時その時の時期に合った最高の花が咲けば、どんな種類のどんな時の花も美しいもんです。

このエッセイ、題名に「造花」って書いてあります。造花についても書いてあるのよ。これはその

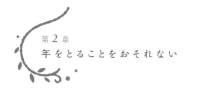

まま引用しましょうね。

《ところでこの頃、まだ若いのに、水分のないようなカサカサした女が多いと思わない？（中略）一見きれいだけど、よく見ると味気ない。匂いもない。そしてうっすらと埃すらかぶっていたりしてね。下手に水をやると色が流れ落ちたり、くったりしちゃったり。造花にはなりたくないわね》

これは、若いのに生きた花じゃなくなっている人が多いんじゃないの？　ってお話。見た目だけ美しい造花は、その時々の美しい花を咲かすこともしないし、育つために水を吸い上げることもしない。ただまあ、見た感じきれいなだけ。若いうちからこれでは「時分の花」のまま、造花になっちゃう。

生きているってことは、時間が流れていくってこと。経験を積んで中身がしっかり詰まってくると、そこからもっと綺麗な花が咲くわけだ。「私はもう若くないわ……」と暗くなるのも、「まだまだイケル！」って若作りするのも、本当の花を隠してしまう行為じゃないかなあと私は思います。自分の中に流れていった時間をよく感じて、それに合わせて生活することで、本当の意味で美しくなれるし、結果的に「年齢」から自由になれるんじゃないかなと。

もちろん、中身をみっちり詰めるための肥料や水として、しっかり毎日養生を続け、お食事も睡眠も運動もある程度して……ってのは必要なんだけど、その上で、「もう若くないんだから」「もっと若く見せなきゃ」とか、妙な言い訳してみたり、変な小細工したりしないこと。キレイに笑おうとか、小ジワが増えないようにとか、変なことを気にしないこと。亀の甲より年の功じゃないですが、経験と自信がしっかり刻まれている顔はどんな表情でも綺麗なものですよ。

第3章

疲れを
こじらせない

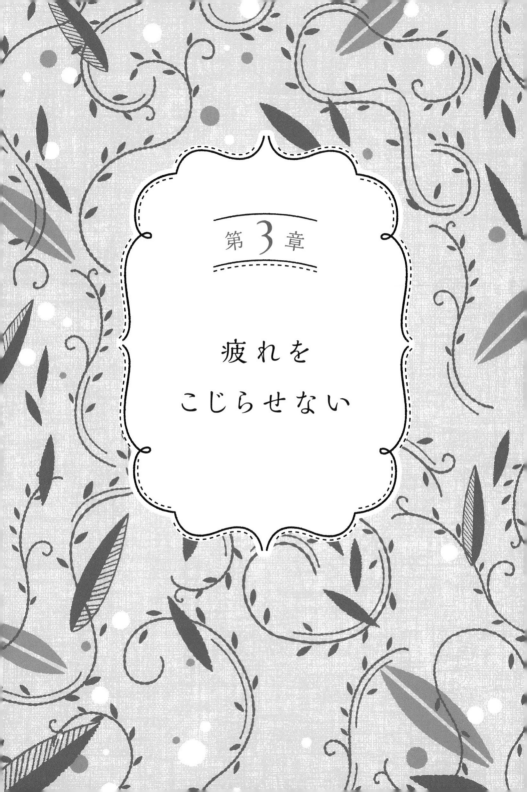

12. いつもだるいという人へ年齢別アドバイス

10代は起きられない時期

10代から20代前半くらいだったでしょうか、やたらに毎日だるかったり、朝起きられなかったり。その当時の私を知っている人たちは、私がこんなに元気に過ごしていることを知ると「わかちゃん、丈夫になったねえ！」とびっくりしたり喜んだりしてくれます。もうねえ、ほんとにツラかったです、そのころ。今になるとなんであんなにダルくてツラかったのか、よくわかるんだけどね。

そもそも、10代は朝起きるのが難しい時期でもあるそうなのです。なぜか生理的に、睡眠サイクルが遅寝遅起きにずれ込むんだそうです。さらに、全体に夜更かししがちなのがこの年代でもあります。そして、朝食をとれる時間に起きられない。そうすると、朝からダルイ。午前中眠い、昼食とるとさらにダルイ。放課後になると元気になって、また夜更かしして……だいたいこのサイクルでダルダルになります。

とりあえず、高校時代は学校へ行かないとならないので、生活リズムが崩れきることはないのですが、大学生になるともう最悪。好き勝手に寝起きし始めます。ひとり暮らしなんかすると、自分の生活リズムを自分で決めなければならないので、昼夜逆転してしまう人もいたりします。私がこのパター

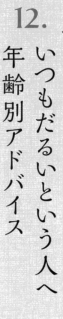

ンで10代から20代前半までものすごくダルくてツライ毎日を送っておりました。

改善すべき点は、朝きちんと起きることと、3食とりあえず決まった時間に食べることとです。用事がなくても朝しっかり起きて、昼間は無駄に昼寝せず、夜は眠くなったら寝ること。

結局それを守ることがダルさから抜け出す処方箋です。

20〜30代の多忙期をのりきる

20代になり就職すると、今度は残業などで帰宅が遅くなる上、出勤時間は結構早かったりして睡眠不足でダルさが加速します。この傾向って30代まで続きますね。無理が利くと思っているのと、自分の時間が欲しいために帰宅が遅くても夜更かししてしまうこともしばしば。

毎日とは言いませんから、夜更かしをちょっと控えましょう。**睡眠時間を確保する**ことがダイレクトにダルさを解消するのに役立ちます。

20〜30代はちょうど妊娠出産、子育てがダルさを作り出す時期でもあります。妊娠時はまあなんとか眠れますが、産んだあとは授乳時間には赤ん坊にたたき起こされるため、睡眠不足が恒常化します。これはもう、家事を適当にして睡眠と食事の時間をなんとか確保することがとにかく大切なことです。全部完璧にこなそうとしないこと。産後はただでさえ、うつっぽくなるもので、ここに睡眠不足や貧栄養が重なったりしたら重症化するに決まってるんです。

子供と生活サイクルを合わせるため朝型生活に変更するのも良いでしょう。子供と一緒に早めに眠り、早く起きることで疲労回復に努めましょう。

子供がいるいないにかかわらず、仕事でも責任が増してくる年代です。忙しさに追われているうちにぽきっと折れてしまう人も多い。使えるものはなんでも使う、助けてもらえる人には遠慮なく頼ることが大切です。

「いつもぼーっとする、頭が回らない、急に涙が出たりする」などの症状が出たら必ず誰かに相談すること。自分から出ているサインにちゃんと目を向けて。産後の人なら、出産した病院の産科でもいいですからね。適切な助言をくれます。

40～50代は食事を見直して！

40～50代は、若いつもりで動きすぎてしまう人が多く見受けられます。このあたりから、いわゆる「生活習慣病」が出始めるわけです。何か重大な疾患が出てしまったら、なんとなくダルいどころの話ではありません。

食事の量と内容を見直していくべき時期です。20～30代と同じ量を食べて同じようにアルコールを飲んで、同じように夜更かしをしていくと、生活習慣病まっしぐらになります。女性は更年期もあります。

年齢に逆らわず、自分が一番良いパフォーマンスを維持するにはどの程度の休息と食事が良いのか、毎日の体調の変化をよく観察しましょう。調整しつつ、自分にあったものを見つけ出しましょう。

60代は長く眠らなくても大丈夫

60代は、ひょっとすると女性は一番楽に過ごせる時期なのかもしれません。月経による体調の変化などがなく、体力の衰えもそれほど感じない時期だからです。睡眠時間は短縮傾向になりますが、60代以上は5時間程度が平均的な睡眠時間です。長時間眠ろうとがんばることでダルさを作り出してしまう人もいます。眠りが少なくなったな……と思ったら、「一日が長く使える」と思って楽しみましょう。「もう歳だから……」とおっしゃる方が増える年代でもありますが、まだまだですよ。この年代までに基礎的な体力をつけておきたいところです。**毎日歩くなど、ごく簡単なことでもいいので体を動かす楽しみを知っておきましょう。**

70代はタンパク質と油脂を

70代は前半と後半でだいぶ違います。70代前半はほとんど60代のしっぽみたいなもので、あまり変化は見られません。70代後半になると、その人それぞれ生まれ持った遺伝子の強さみたいなものがはっきりと表れてきます。言ってみれば、ここから先が老年期なのです。さまざまな疾病も出てきたりします。

臨床での経験上、ここから先の年代が「もう歳だから……」と言ってもいい年代だと私は思っています。疲れやすさも出てきますから、とにかく好きなことを毎日するようにしましょう。できるだけ**夜眠り、昼寝は避けて、お友達と会って会話を楽しむこと。**食事はさっぱりしたものを好むようになることが多いですが、**タンパク質や油脂を意識して食事に取り入れましょう。**これらが足りなくなるとダルさが抜けなくなりますよ。

全年代へ

どの年代でも共通することとして、アルコールを飲む方は飲む量によってダルさが出ます。適量を愉しむ程度なら次の日に疲労感が残ることはないんだけど、飲みすぎるとてきめんです。また、タバコはやめましょう。私は以前喫煙者でしたが、タバコをやめたら体力がものすごく向上しました。お肌もきれいになりましたし、なにより疲労感が残らなくなったのです。

臨床で、お酒もタバコもたしなむ方がいらしたときは、「どっちをとります？　片方はやめてほしいのですが」と言います。たいていの方はお酒を選びますね。賢明な判断だと思いますよ！

13. 疲れた日にやること

わたしにも、強烈な疲労感が出ることはあります。一応これでも、経営者をやっているので、いろんな問題が持ち上がることもありますし、時間をかけて解決しなければならないこともときどき発生してきます。そんなとき、倒れているわけにはいかないので、さまざまな方法を使って体力を保持するように努めているのです。「あーめっちゃ疲れたし腹立ったから酒飲んで寝よう」では、1週間も経たないうちに耐えきれなくなりますからね。

世の中でよく言われている『ストレス解消法』について、常々私は「それで本当に解消できてる？」って思ってます。ドカ食いだの深酒だの、夜更かししてゲームやったりチャットしたりYouTubeを見たりして、ストレスが解消できるって、みんなどこで教わりましたか？　どこかでなんとなく見聞きして、「そうやって解消するものなのだな」と刷り込まれたものではないですか。

これらは全部、体力を消耗してしまう方法でしょう？　ストレス源に立ち向かって、根本的な解決をするには体力と気力が必要なのに、それらを使い潰して次の日には疲労感が残っちゃって、結局後悔したりして、またそれがストレスになって……を繰り返していませんか。

私はそんなことはせず、まず黙ってなんらかのエクササイズをほんの数分行います。たいがい逆立ちを何回かとストレッチ少し程度なので5分も要りません。それからお風呂に入って。それから、お湯を沸かしてペットボトル温灸を行います。場所は、**足三里、中脘、湧泉、失眠**あたりです。なんとなく血色が悪いときは足三里より**三陰交**を使います。そして、寝る前に補中益気湯と六味丸を同時に服用します。これは私がよく使う体力保持のための組み合わせです。

疲労が強い場合、ときどき夜中に足が攣《つ》ると訴える患者さんがいらっしゃいます。自律神経系の異常で夜中に変なところにチカラが入って攣ってしまったり、ホルモンバランスが崩れていたり、飲水量が足らなくて攣ったり……さまざまな理由で足が攣りますが、「なんかつりそうな気がする」という場合、承筋に爪楊枝鍼を施してから寝たら良いでしょう。また、市販の「芍薬甘草湯」を寝る前に一服しておくのも手です。ただし、長期連用は不可です！　頓服として使ってくださいね。

足三里《あしさんり》

ひざの皿の下から指４本下
２本の骨が交差するくぼみ

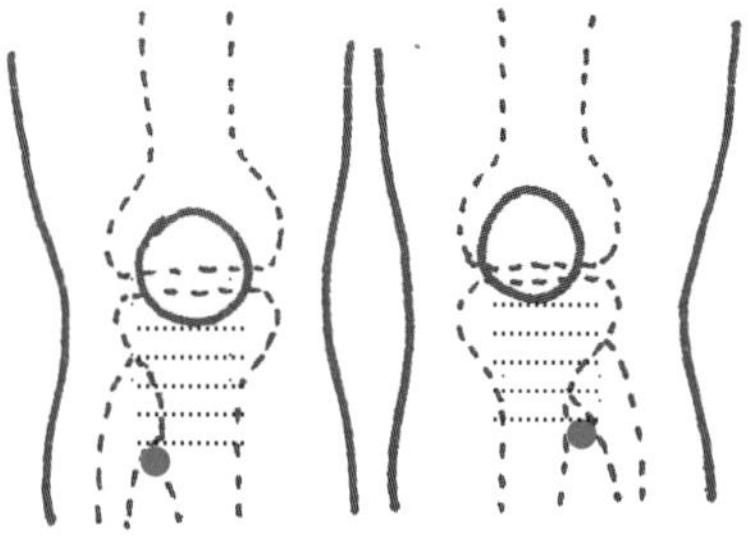

三陰交《さんいんこう》

内側のくるぶしの骨の頂点から
指4本分上

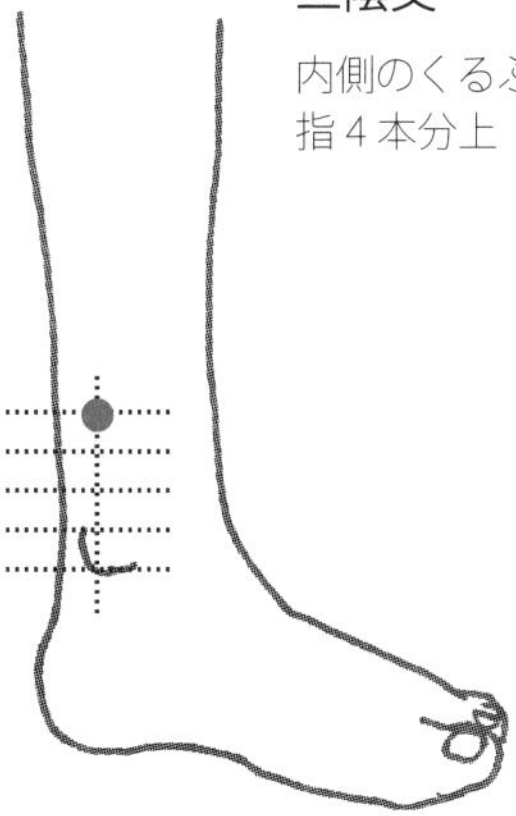

中脘《ちゅうかん》

みぞおちとおへその中間

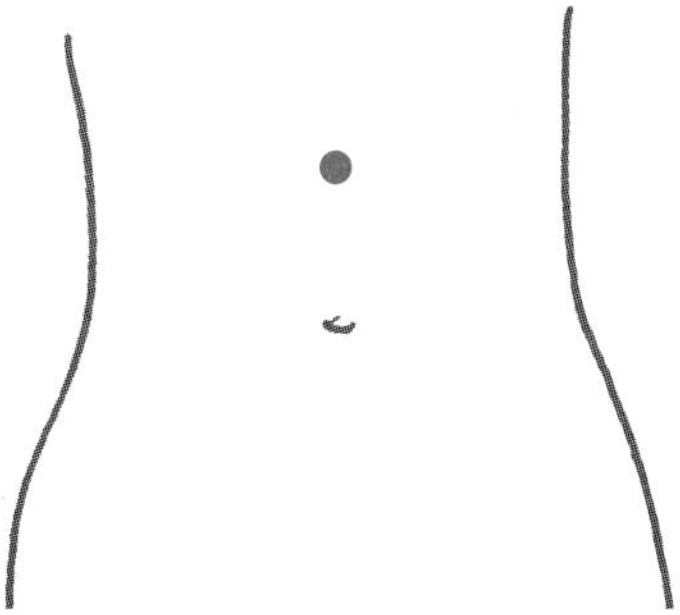

失眠《しつみん》

かかと中央の、押すと軽い痛みを感じる点

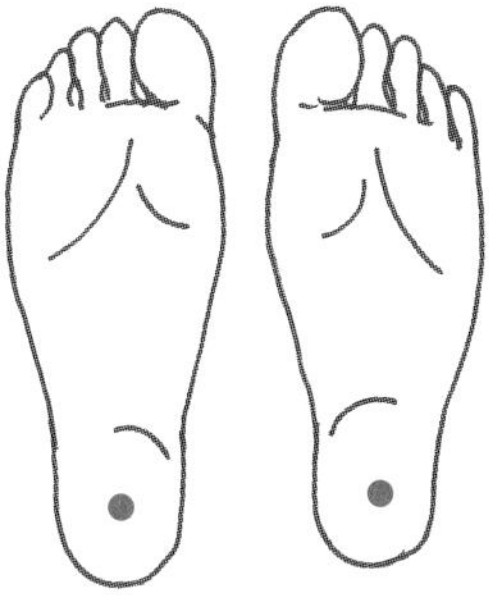

湧泉《ゆうせん》

足裏の「人」型のくぼみの中央

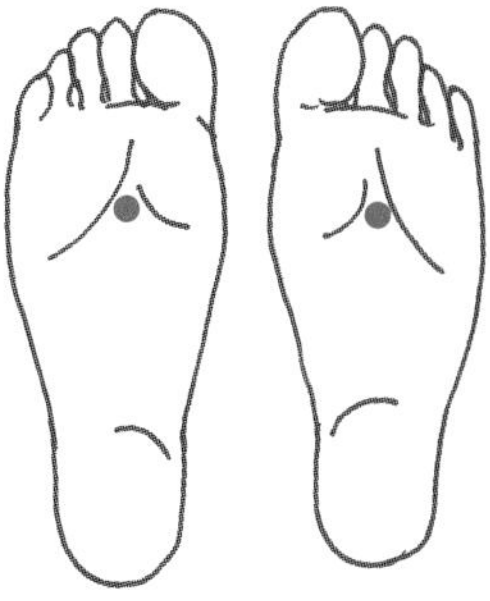

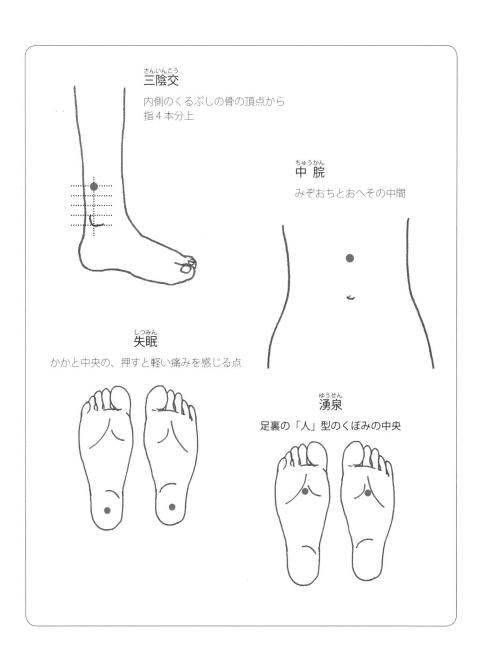

14. 不定愁訴とのつきあい方

●加味逍遥散《かみしょうようさん》、桂枝茯苓丸《けいしぶくりょうがん》、当帰芍薬散《とうきしゃくやくさん》のうち症状に合うものを試す
●気象の影響にはペットボトル温灸、爪楊枝鍼、米粒置き鍼を

ものすごく多彩な症状を訴えてくる方、うちの患者さんにもいらっしゃいます。肩こり・腰痛にはじまり、頭痛、頭重、眠りが浅い、めまいがする、ふらつく……などなど。あまりにもたくさんの症状が出るので、病院を受診すると「特に問題ないです」と言われてしまうのです。

患者さんとしては納得がいかないので、いろんな病院をとっかえひっかえ受診したり。でも、結局どこの病院でもなんの問題もないと診断されてしまい、最終的には「心療内科に回されてものすごく腹が立ったの！」とおっしゃる方もいらっしゃいました。

こういった、検査を行っても特に健康上の問題が見当たらないのに、さまざまな症状がとっかえひっかえあらわれて翻弄されるものを「不定愁訴」といいます。これ、おそらくなのですが、女性だったら一生のうち一度くらいはこういう状態を経験するんじゃないかなあと思っています。なぜなら、女性の一生は女性ホルモンの荒波にさらされているようなもんだから。

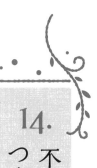

普段元気な人でも、月経直前には体調を崩したり、便通がおかしくなったり、妙に怒りっぽくなったりするでしょ？　私もそうです。なんだかものすごくイライラしたり、落ち込んだり、手足が冷えたりするなあ……と思うと、出血が始まるんですよ。これは一過性で終わるいわゆる月経前症候群というものですが、これが年がら年中出ているようなのが不定愁訴です。

不定愁訴が出る原因はさまざまですが、女性の場合、なんらかホルモンのバランスが絡んでいるか、強いストレスを受けているかのどちらかが多いように見受けられます。これらは血液検査などの数値には表れてこないことがほとんどだから、普通に病院にかかっても原因がよくわからないのよね。

試して漢方薬

ここで東洋医学の出番です。お医者さんにかかっても「異常なし」といわれて、それでも症状があるようなものに東洋医学はとてもよく効きます。

特に試してほしいのは漢方薬です。そうすると「何を買って飲んだらいいの？」って聞きたくなると思うんだけど、東洋医学でも医学は医学。専門家の診断を仰ぐことが何より一番の処方箋だったりするんだよ。だから、長年いろんな症状が出ていて楽にならない……って方は、総合病院の東洋医学外来や、漢方相談を行っている薬剤師さんに相談すること。

だけど、ちょっとだけ軽くなるならとりあえず使ってみたい……って人も多いんだろうなとは思うんだ。それで少し楽になって、専門家に相談してみようかなって思えるならそれも一つの道だと思うから、薬局で買って試せるものをいくつか紹介しようかな。婦人科三大処方なんて言われているヤツね。もっとほかにもいろんな処方があるのですが、一般の方が大雑把に自分の体質をとらえて、市販薬を服用する場合はこの三つのどれなのかを判断することで精一杯だと思うのよね。

・加味逍遥散《かみしょうようさん》

イライラしたり、落ち込んだり、不眠があったり……などの精神的な症状が多く出ている場合で、のぼせ・肩こり・ダルさ・疲れやすさ・月経不順・冷え性がみられる場合。

・桂枝茯苓丸《けいしぶくりょうがん》

舌の裏側の静脈が黒く浮き出たり、舌表面が赤黒く見えたりする場合で、下腹部が痛む・肩こり・頭が重い・めまい・のぼせ・冷え性・湿疹・肌荒れ・にきびがみられる場合。

・当帰芍薬散《とうきしゃくやくさん》

冷え性や貧血のような症状（たちくらみ、めまいなど）があって疲労しやすい場合で、頭が重い・めまい・肩こり・動悸がする・耳鳴りがみられる場合。

すごくいろんな症状に一つの薬剤が効くでしょ？　これって、病院で処方される普通の薬ではなかなかできないことなのね。また、同じような症状でもタイプによって別の漢方薬を使っているのもわかりますね。三つとも肩こりを治すことはできるんだけど、それぞれタイプが違うのよ。自分の不定愁訴がどの薬剤が効くタイプかを判断して1～2週間使ってみるといいと思います。それで改善してもしなくても東洋医学外来に行ってみる価値はあるんだよ。この三つの漢方薬は保険が適用される薬剤だから、お医者さんに処方してもらったほうがお金の負担が少なくて済むのよ。

ほかに、天候悪化で不定愁訴が出る人がいます。これ、気象病と呼ばれる症状です。気圧が下がったり湿度が上がったり、気象条件によってさまざまな症状が出てきます。一番わかりやすいのは体の痛みの増悪が低気圧によって引き起こされる現象です。天気痛の第一人者である名古屋大学の佐藤純先生は「天気痛外来」を開設していますが、先生の実験では、気圧変化によって内耳の神経が興奮し、古傷が痛んだり、偏頭痛が出たりすることが確認されています。これは体の痛みに限った実験ですが、このメカニズムが天気によってあらわれる不定愁訴に関係しているのではないかとのことです。

佐藤先生の天気痛外来を受診できればいいですが、なかなかそうもいかないでしょう。先生が臨床で使っている方法は、**気圧が下がる直前に市販の「酔い止め薬」を服用する**方法だそうです。内耳に作用するタイプの酔い止め薬は、内耳の神経の興奮を抑える働きがあるそうで、これを服用することで内耳の神経の余計な興奮を抑え、体の痛みが増悪するのをストップさせるのだそうです。**手元に気圧計を準備し、気圧が変動し始めたら即座に服用**します。気圧計以外に、**スマートフォンのアプリ「頭痛〜る」**などを利用するのもよい方法です。

鍼灸もある程度、気象病を抑えることが可能です。それも私のような鍼灸師に施術してもらうのではなく、自分で施すことが可能な方法を使います。それは**ペットボトルに入れたお湯で行う温灸と、束ねた爪楊枝&ばんそうこうと米粒を使った鍼。**なんか台所仕事みたいなラインナップよね。私自身、**「台所鍼灸」**って勝手に呼んでます。

ペットボトル温灸で気象病に対処

前の章で、顔のむくみをとるための方法として紹介したペットボトル温灸は、気象病にもよく効きます。

温灸用70〜80度のペットボトルの作り方は53ページを見てね。

こうやって作ったお湯入りペットボトルを、完骨《かんこつ》・れい兌《だ》というツボに当てます。

当てて、「アチッ」となったら離して（3〜5秒程度を目安に）、3〜5回繰り返します。これを、気圧が下がる少し前に行っておくことで、気圧変動による体の痛みを軽減します。

爪楊枝鍼&米粒置き鍼

爪楊枝を10本程度輪ゴムで束ねたものを作ります（56ページ参照）。これで、内関を刺激します。

これはザクザク刺さるほど押しつけるわけではなく、ごく軽く数回押し当てて、皮膚が軽く赤くなる程度の刺激をするだけです。

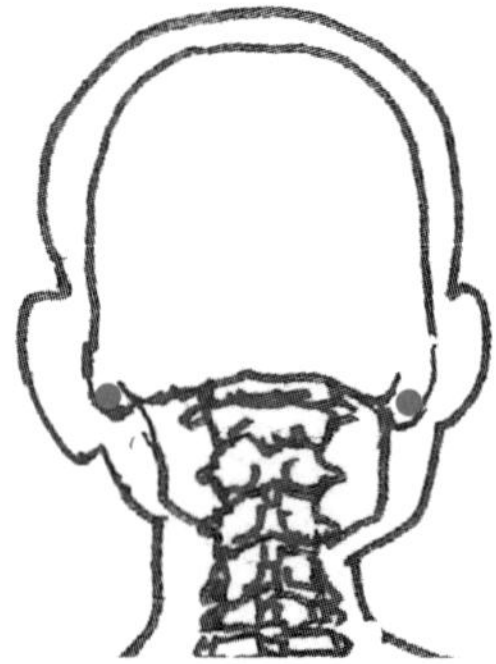

完骨《かんこつ》

両耳の後ろにある突き出た骨の下側のくぼみ

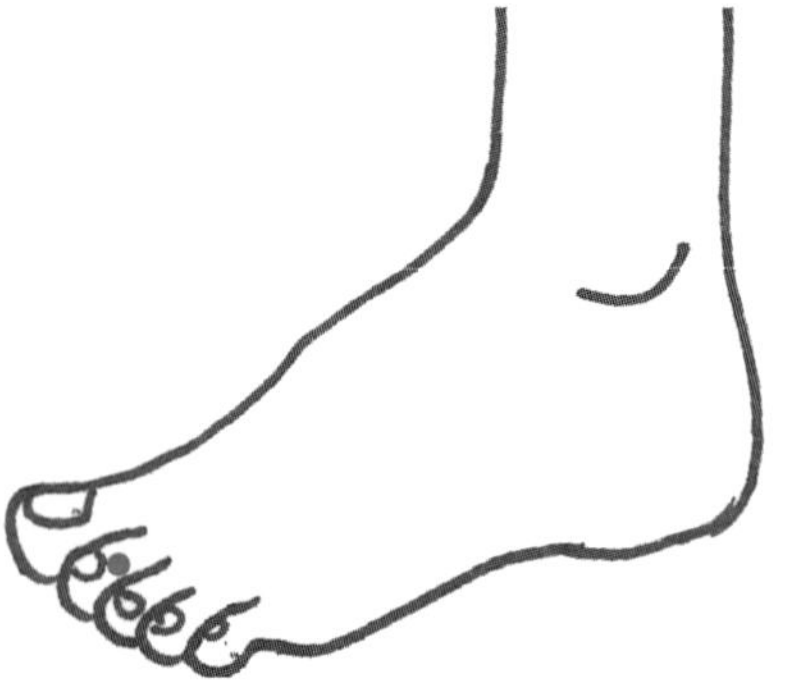

れい兌《だ》

足の人差し指の中指側の爪の付け根

気圧の乱高下がある日には、米粒とばんそうこうかテーピングテープを用意します。小さく切ったばんそうこうかテーピングテープに米粒を貼り付け、これを内関に当たるように貼るのです。そして、気圧が上がったり下がったりしている最中、ときおり押してやります。こうすると、内関を刺激する効果を長く保つことが可能です。

この三つの方法は、気象病以外の不定愁訴にもある程度効くようなのです。私は、産後直後にあちこち体の痛みが出たり、音の聞こえ方がおかしくなったりしたのですが、完骨・れい兌・内関にそれぞれペットボトル温灸と爪楊枝鍼を使ってみたところ、症状が軽減したの。なので、原因がよくわからない不定愁訴に悩まされている方も、一度試してみてほしい方法です。

これも、漢方薬と同じように、一つの治療法がさまざまな症状に対応する例。やってみて症状が軽減しないこともありますが、体に害になったり副作用があったりするわけではないのでね！

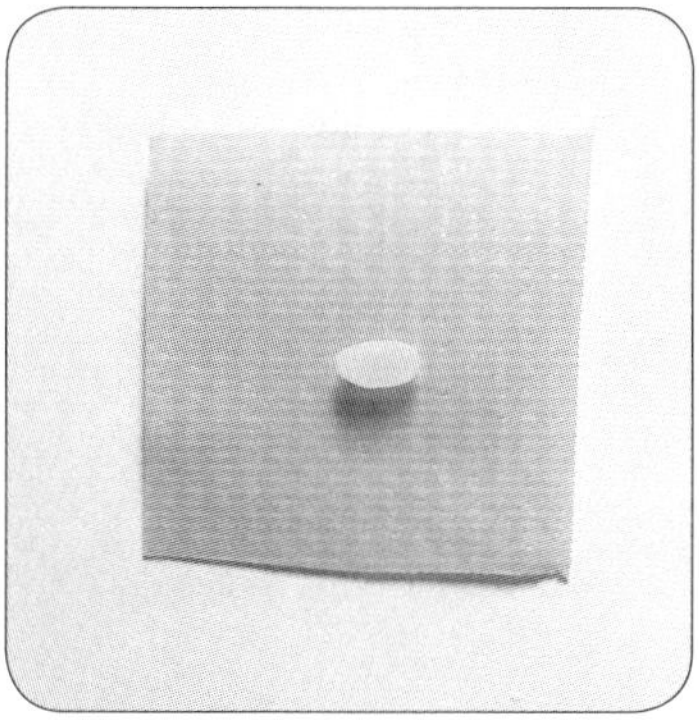

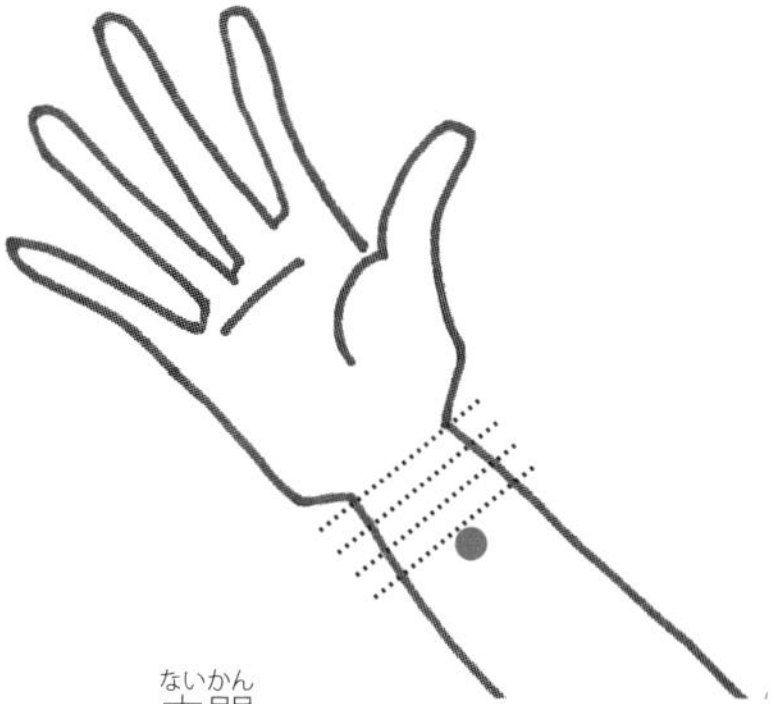

内関《ないかん》

手首の関節から指３本分下がったところの筋の中間

15. 毎年夏バテする人へ

●室内と外気温の差をつけすぎない
●冬、春に冷たいものを食べるのを控えめに
●夏のあいだはタンパク質を控える
●バテてしまったら漢方薬で対処

毎年毎年、夏になると猛暑だ異常気象だって……もう、ずっとそうなんだから異常気象じゃなくてそれが普通なんじゃないのかって思うほど。

このところ、日本の夏はとてもキツいです。まだ私は関東に住んでいるからいいって思うよ。関西はもっとすごいっていうんだもん。大阪、京都の夏の夜の暑さは、「熱さ」って書きたくなるくらいのむしむしのあっつあつだそうで……。まあそんな感じだから、夏バテする人が増えてる感じがするのよ。

「エアコンはかけると体に悪いんですよね?」ってよく聞かれるんだけど、そんなことはありません。適切な温度に調整してやらないと、体力が相当あるタイプの人じゃないとあっという間に体調不良に

なります。特に老人や子供は命に関わるので、ごく弱い冷房をかけたほうがいいです。

冷房が体に悪い説って、大昔の冷房装置では細かい室温調節ができなかったのと、ガンガンに冷やしてやるほうが贅沢でお客様へのおもてなしって考えられていたころの冷やし方（ひどいところだと18度に冷やしてたって話よ）のことを「体に悪い」と言っていたのであって、適切な室温にするのをこわがらなくてもいいのです。現に、病院の入院病棟では一年を通じてだいたい25〜28度に室温を設定しています。病気療養のための施設で体に悪いことするわけないわよね。人間にとって快適な温度帯ってこのあたりだってことなの。

でも、28度くらいの設定でも寒いって感じる人多いわね。これは、病院と違って元気な人が生活するのは温度変化のある世界だから。暑いところと冷房がかかっているところを行き来するのがふつうでしょ？　日常生活って。こうなると、とたんにバテてしまうの。生き物は進化の過程で、いきなり5〜10度も温度が変化するような経験をしてきていないのだ。なので、温度が急激に変化する上に、何度もそれが繰り返しになるような状態に置かれると、体温を調節する機能が対応しきれなくなって、結果体調不良に陥るわけ。

この状態を作り出さないためには、室温と外気温との差を3〜5度程度に抑えるのがいいっていうんだけど、真夏の外気温って35度くらいになったりするでしょ。そうすると、冷房を28度に設定しても外気温との差は7度。このくらいの差があると、出入りを数回繰り返すだけで体温調節機能がおかしくなることがわかっています。なので、できるだけ冷房の設定温度を高くして、風量も弱くしてやることね。

オフィスなんかでどうにも空調の調節が効かない場合、家に帰って体温調節機能をリセットしてやったほうがいいね。帰宅時に外気に触れながらしっかり歩いて発汗させるか、帰宅してからお風呂に入ること。このとき、シャワーだけじゃなくて、バスタブを利用して、じんわり発汗するまでお湯につかることが大切です。汗をかくことで、体温調節機能のリセットができ、夏バテの防止につながります。

東洋医学的には、夏バテの防止はもう春先から始まってんのよ。この時期にあんまり冷たいものとか食べすぎると夏になって体調がおかしくなるって言われているのだ。もちろん、冬に冷たいものや生ものを食べすぎるのもダメよ。これをやっちゃうと、季節に沿った体の働きが壊れちゃって、夏の暑さに対応できなくなっちゃうって考えられています。

だから、毎年毎年夏になると体調がおかしくなる人は、冬の間から気を付けて。真夏になってからも、冷たいものをガンガン摂取すると胃腸の働きがおかしくなって、食欲減退から夏バテになってしまう人もいるから、毎日毎日アイスクリームとかかき氷とか、そんなものばっかりたくさん食べちゃダメだからね。ビールの飲みすぎとかも注意よ。

食べ物では、夏の間は動物性タンパク質を減らすことをおすすめします。そうすると、体が熱くなりにくくて、夏がすごしやすくなるの。

ただし、蒸し暑いからさっぱりしたものが食べたいって言って、そうめんとかざるそばとか、炭水化物オンリーなものでお腹をふくらませ続けるのはダメよ。これも体力が低下して夏バテの原因になるから。適度にタンパク質と油もとって。

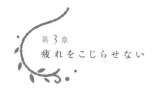

バテてしまったら、この漢方薬を

「もう間に合わないわー、すっかり夏バテ……」って方は、ちょっと漢方薬に頼ってみようかね。清暑益気湯《せいしょえっきとう》って処方があります。読んで字の如しの処方でね、これは夏バテ専用薬なのだ。売薬としてはポピュラーなものではないので、お医者さんで処方してもらうか、漢方薬局に行って売ってもらいましょう。体力がなくて夏が憂鬱な方にはとても便利な薬です。

これが手に入らない場合は補中益気湯《ほちゅうえっきとう》も応用できます。こっちのほうがもう少し元気が残ってる人の処方かな。

真夏の炎天下で作業する場合なんかは、麦門冬湯《ばくもんとうとう》を水に溶いたものをスポーツドリンク代わりに使うと熱中症予防になります。不思議と呼吸が楽になるのよ。

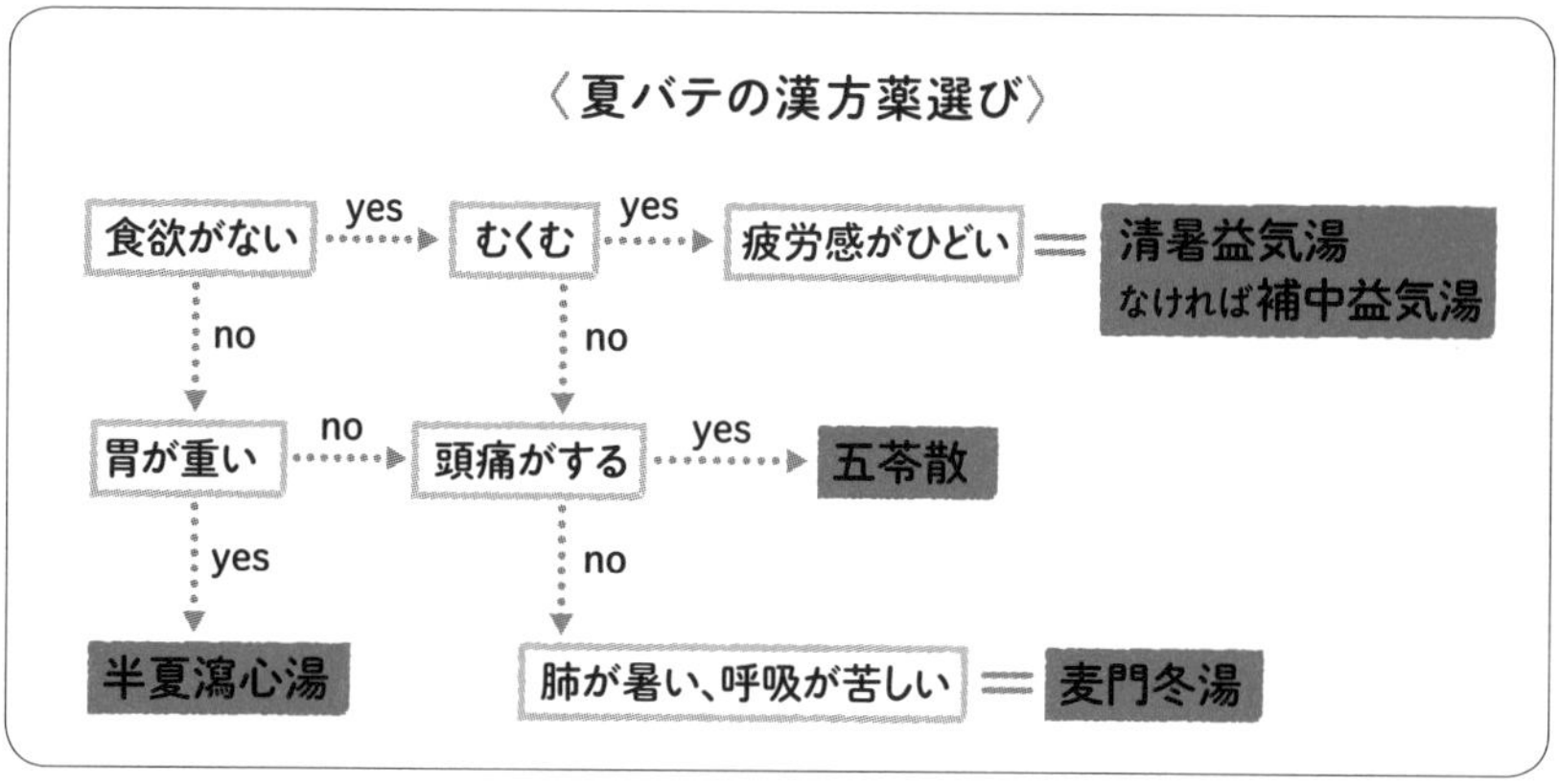

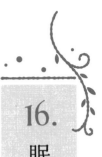

16. 眠れない、起きられない

●まずは早起き
●日中に日光に当たって体内時計をリセット
●アルコールはとらずに寝る

うまく眠れないとか、なかなか朝起きられないとか、眠りに関する問題を抱えている人って少なくないね。うつ病などに付随する症状の場合はどうしても導眠剤や睡眠薬を利用しないと眠れないこともある。こういう場合はきちんとお薬を飲むことが大切だけど、そういうのではなくてどうにも眠るのが遅くなるとか、朝起きるのがつらいとかって症状だったら、割と日常生活で気をつければ改善することが多いんだよ。

夜眠れないって人、遅くまで寝てたりしない？　それだけじゃなくて、日中昼寝までしてない？

「だって、夜眠れないから昼間眠くて……」って声が聞こえてきそうだけど。

ただし、昼夜が逆転していても、その状態でいいのだったら別にかまわないんだよね。普通は夜寝て昼間起きているもんだって思っていて、ライフスタイルとは合っているのに悩んでいる方もたまにいらっしゃいます。それは別に悩まなくてもいいところです。体の調子も悪くなってなくて、社会生活が送れているのなら何も心配ないです。

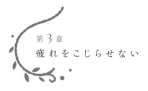

だけど、困っているなら。とりあえず、朝早く起きましょう。つらくってもなんでも、まずは早く起きること。

その日、かなりつらいと思うんだけど、昼間には絶対に寝ないこと。日中はできるだけ日の当たるところにいましょう。動く気力があるなら外出して、ウォーキングなんかしてみて。そして、夜になったら我慢せずに寝ること。これを1週間くらい続けます。軽い睡眠障害ならかなり改善するわよ。

ごく単純な話、眠れない・起きられないってことは、夜更かしかつ朝寝坊で昼眠くなるから昼寝しちゃうって状態になってる上に、頭ばっかり使って体を動かしていないから脳が興奮して寝つけない……という状態なの。だから、眠くてもなんでも朝起きて、昼は寝ないで、日に当たって体を動かしてっていう、今までとは正反対のことを続けて、体のリズムを正常化してやるってことで眠れるようになるし、朝も起きられるようになるってわけ。

睡眠障害を抱えているときってなかなか動く気力も出ないもんなんだけど、こうやって少しずつ改善してきたら、しっかりした運動を行うともっと良質の睡眠が得られるようになります。

いろんなことを考えすぎてうまく眠れなくなることってどんな人でもあると思うんだけど、これは頭ばっかり使って体のほうはあんまり疲れていない状態だからよく眠れないのね。頭を使いすぎたら、同じくらいちゃんと体を動かしてやることよ。

だけど、長時間の有酸素運動とかあんまり必要ない。ほんの1分でもいいから、全力疾走したり、必死で自転車こいだりして、体の隅々まで血液が巡る感覚を味わってやって。それだけでもだいぶ違うわよ。

運動しなさいって言うとすごく嫌がる人が多いんだけど、体がキツくなるまでやる必要はなし。コツは、ほんの少しの間だけでいいから、全力で体を動かすことよ。全力ならばラジオ体操でもＯＫですから！

できるだけ日光に当たるのは、日中、強い光線を浴びることで、体内時計をリセットできるからなの。これは、午前中の光のほうが効果が高いそうで。朝起きたら、カーテンを開けて思い切りお日様に当たるとよいそうです。

それと、夜は遮光カーテンを閉めたりして真っ暗にしたほうがよく眠れると思うんだけど、ベッドやお布団の位置を工夫したりして、朝日が顔に当たるようにカーテンを少し開けておいたりすると、自動的に朝日を浴びることになるので、起きやすくなります。

遅くまで起きているときってスマートフォンを使ったり、ＰＣの画面を見ていたり、テレビを眺めていたりなど、光っているものを眺めていることがしばしばあります。これ、光の刺激で睡眠障害を引き起こす原因になるのがわかっています。お日様は浴びたほうがいいんだけど、夜遅くの人工的な光はよくないの。なので、お布団の中でスマートフォンを使ったり、寝る直前までＰＣやテレビを見たりしないようにしましょう。

私は逆手にとって、寝起きにスマートフォンでメールチェックをしています。これ、別に嫌なメールが来ていなくても、強い光刺激の作用で一発で目が覚めるわよ。試してみて。

寝つきが悪い人で、寝酒をしている人も多いと思うんだけど、あれは逆効果だって知ってるかな。アルコールは、眠りを浅くするの。お酒って体温を上げちゃうし、心拍数も上がっちゃうでしょ。いってみれば、寝ながら全力疾走してるような状態になっちゃうの。だから、お酒たっぷり飲んで寝ると、二日酔いでなくても次の日ものすごくだるいのだ。

睡眠障害の人はアルコールはいったんやめたほうがいいです。大量に飲んでから寝るのが習慣になっていると、アルコールをやめるとまったく眠れなくなる人がいますが、ここでもう一度飲み始めちゃうと元の木阿弥です。寝つきの悪い日が数日続くかもしれないけれど、1週間程度やめてやれば、アルコールなしで眠れるようになるからね。

17. 風邪がぬけない

●漢方薬を症状とタイミングを見計らって服用
●孔最《こうさい》・大椎《たいつい》・肩中《けんちゅう》兪《ゆ》にペットボトル温灸

一度風邪をひくと、２週間も３週間も治りきらない。下手したら１カ月ひきっぱなしなんてこともざら。大体治ったかなと思うとぶり返す・咳だけずっと残る・気管支のあたりに痰が絡んでいる・なんとなく鼻づまりが続く……私自身、20代半ばまでそんな状態だったです。

風邪はひいてもいいけどパッと治さないとねえ。悪化させないことが何より大切なことなんですよ。特に大人は風邪ひいても休めない場合が多いでしょ。だから、とにかく短期決戦でなんとかすること。そのためには、漢方薬とペットボトル温灸に詳しくなっておきましょう。

私自身、たった一つの漢方薬の使い方に習熟してから、風邪を悪化させることが本当に少なくなりました。数年に一回くらいですむようになったかな、やっちゃったーって思うのって。

その漢方薬って、葛根湯なんですよ。どこでも売ってるでしょ。しかも、「あれ、効かないんだよね」っておっしゃる方がとても多いの。これは、**葛根湯の使い方が間違っている**からなのだ。

効かないっていう方は、たいてい、鼻水とか、咳が出たとか、熱が出たとか、風邪の諸症状ってやつが出てから風邪薬として葛根湯を取り出してくるんだよね。実は、葛根湯はその時点で服用してもまったく効きません。

葛根湯を使う時期って、なんとなく肩がこる・頭が重い・少し寒気がする気がする・目が重い・足が冷える・だるい……なんていう、ごくごく軽い症状が出たときなの。こういう症状が出て、しばらくすると風邪らしい諸症状が出てくるでしょ？　それよりもずっと手前のところで服用しないとまったく意味がないんだよ。

だから、とにかくちょっとでも「あれ？　なんか変かもしれない」と思ったら、一服しておくことが肝心。このとき、温かいお湯かお茶とともに飲むのがコツです。冷たい水で飲んでも効きが悪くなるからね。こういう本当に風邪の初期のときに効く薬ってほかにはあんまりありません。

出先で葛根湯がない場合もあるよね。薬剤師さんに教えてもらった方法は、コンビニで温かいミルクティーとシナモンパウダーとチューブ入り生姜を買って、全部混ぜて飲む方法です。これもかなり効きます。

葛根湯とか生姜で胃がつらくなっちゃう人は、薬じゃなくてペットボトルで行う温灸を覚えておきましょう。ペットボトル温灸の基本的な方法については「爪楊枝とペットボトルで美容鍼灸」（52ページ）にあるからそちらを参照してね。使うツボは、孔最・大椎・肩中兪を使います。

「外出先でお湯なんかないわ！」ってときにも、コンビニさえあればなんとかなる！

ペットボトルのホット飲料売ってるでしょ？　あれ、購入直後ならぎりぎりペットボトル温灸に使

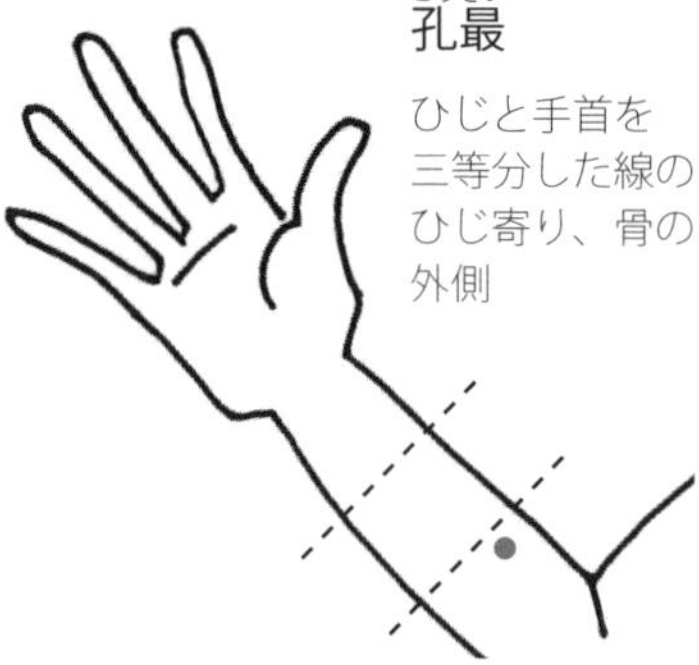

孔最《こうさい》

ひじと手首を
三等分した線の
ひじ寄り、骨の
外側

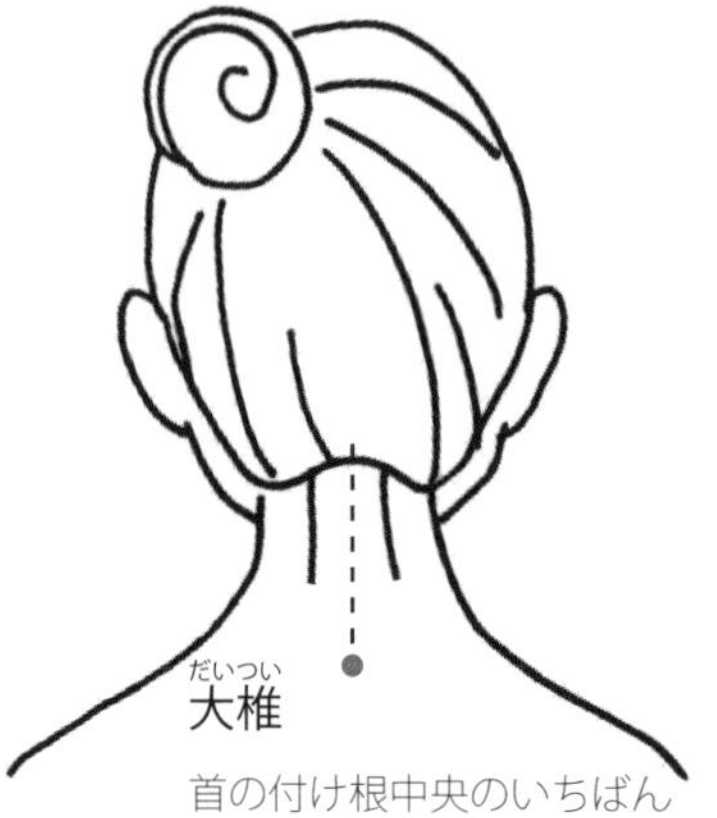

大椎《だいつい》

首の付け根中央のいちばん
盛り上がっている骨

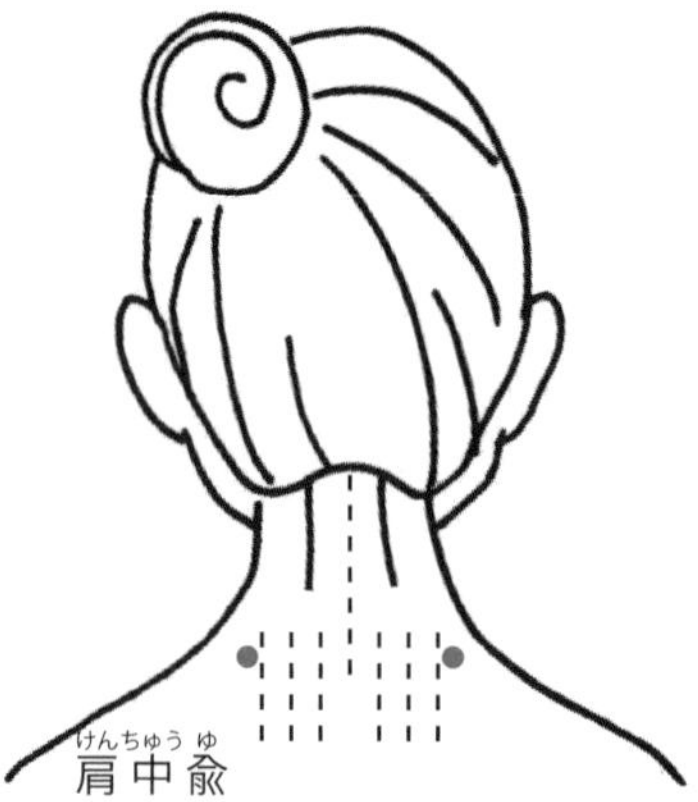

肩中兪《けんちゅうゆ》

大椎の外側から指三本分外

える温度なの。だから、なんか調子悪い……って思ったら、手近なコンビニに駆け込んで、好きなホット飲料を買うこと。そして、レジに運ぶ途中でささっと温灸しつつお金を支払い、あとであったかい飲み物を飲めばＯＫ。家に帰ったらしっかりお風呂にでもつかって温かくして寝れば、次の日の朝には治ってるわよ。

それでも風邪をひきこんじゃうことってあります。これは、とにかくしっかり休むこと。熱が出ていなければお風呂もＯＫです。おなかが減るならガッツリ食べたって大丈夫です。「風邪ひいちゃったな……」ってときにしっかり休んでやること。ここで無理すると長引いちゃうのよ。咳がひどくなった場合なんかは、医師の診察を受けてしっかり咳止めを服用し、夜ちゃんと眠れるようにしてやったほうが早く治るよ。

そして、葛根湯を使うタイミングに慣れた人だけができる方法として、いくつかの漢方薬を常備して、風邪をひいてしまったときに使い分ける方法があります。私が使っている風邪の漢方薬チャートがあります。

ただ、この方法で覚えておかないとならないのは、「風邪の症状は猫の目みたいにコロコロ変わる」っ

〈風邪の漢方薬チャート〉

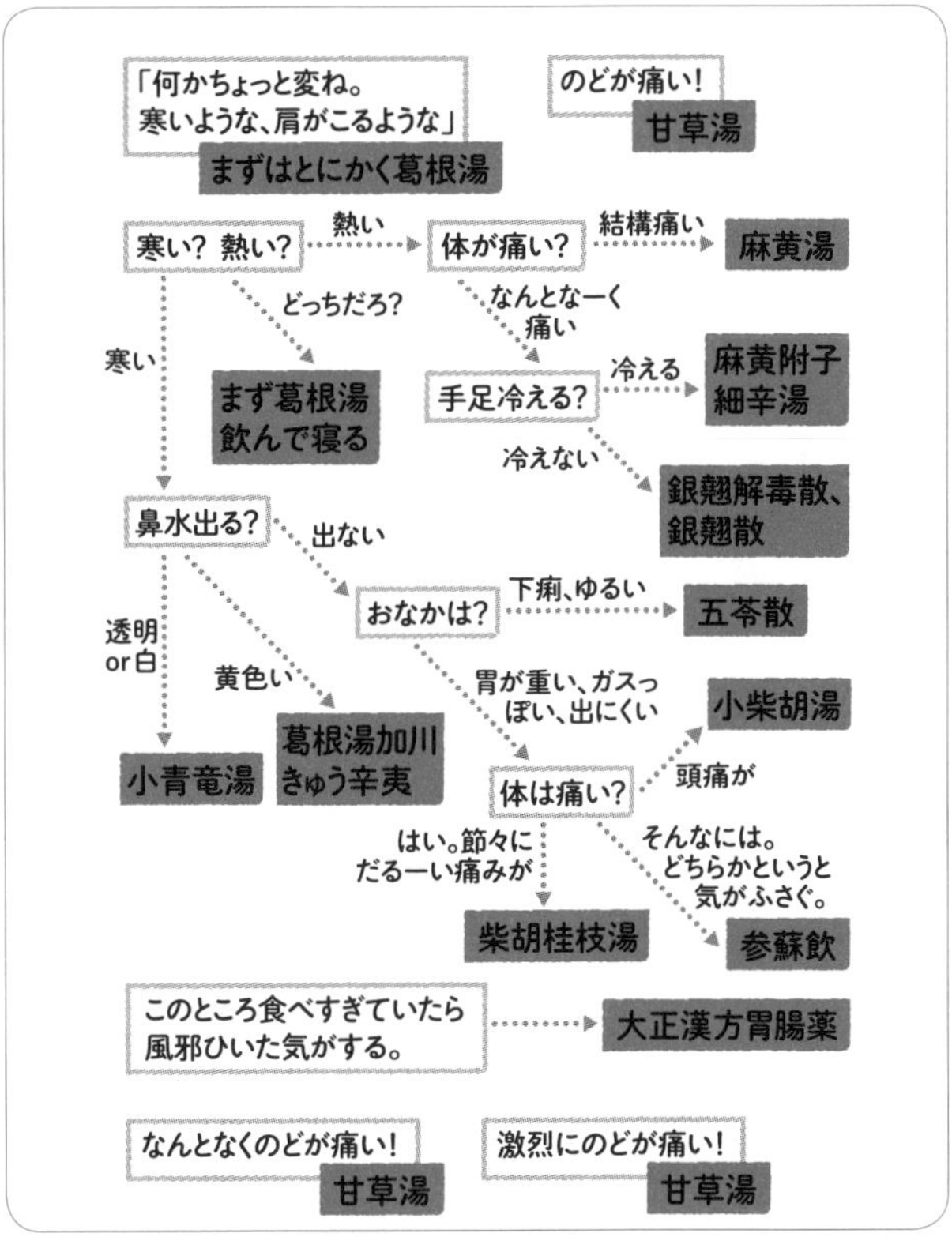

◆風邪の症状はめまぐるしく変わるため、漢方薬でこれに対応できれば、たぶんどんな症状でも漢方で対応できるようになる……というくらいに忙しいものです。これができたら日常の不調はほとんど解決します。

◆上のチャートは一方向へ流れるものではなく、時と場合に応じて何度でもさかのぼるものです。

◆葛根湯で解決できるように、カラダを観察するチカラを養うことが大切です(葛根湯で胃腸がおかしくなる方は麻黄附子細辛湯が適応です。風邪かな？　と思ったらそちらを飲んでください)。葛根湯の先に進んでしまうと、さまざまな薬剤をくりかえし使って風邪を追い出さなければなりません。風邪は初期治療がなにより肝心です。

てこと。だから、矢印は一方通行ではないし、一日3回等間隔で服用ではなくて、症状が治まるまで変則的に一日に5~6回服用することもあります。しかも利用する薬剤が多岐にわたっており、ひと通り薬箱にそろえてすぐに使えるようにしておかないとなりません。その時々の風邪の症状によって薬の使い方は異なってくるので、自分の体で試しつつ覚えるしかないんだよね。疾患が風邪だから、うまく漢方で治せなかったとしても特に命に別条はないし、その時点であきらめて病院に行けばいいしね。実際私もそうやって風邪の漢方の使い方は覚えたんだ。

何度か風邪をひくたびにこのチャートで練習すると、かなり簡単に風邪を経過できるようになるからとても便利よ。チャレンジしてみてちょうだいな。

痰がからんだり、空咳が出たりするときは、風邪がそれなりの状態まで進行した場合に起きるものです。時間が少し経つと、のどのひどい腫れ、咳、痰が出てくるのです。黄色い鼻水もそうですね。

理想は右のチャートを使わないですむよう、葛根湯で風邪を食い止めることです。

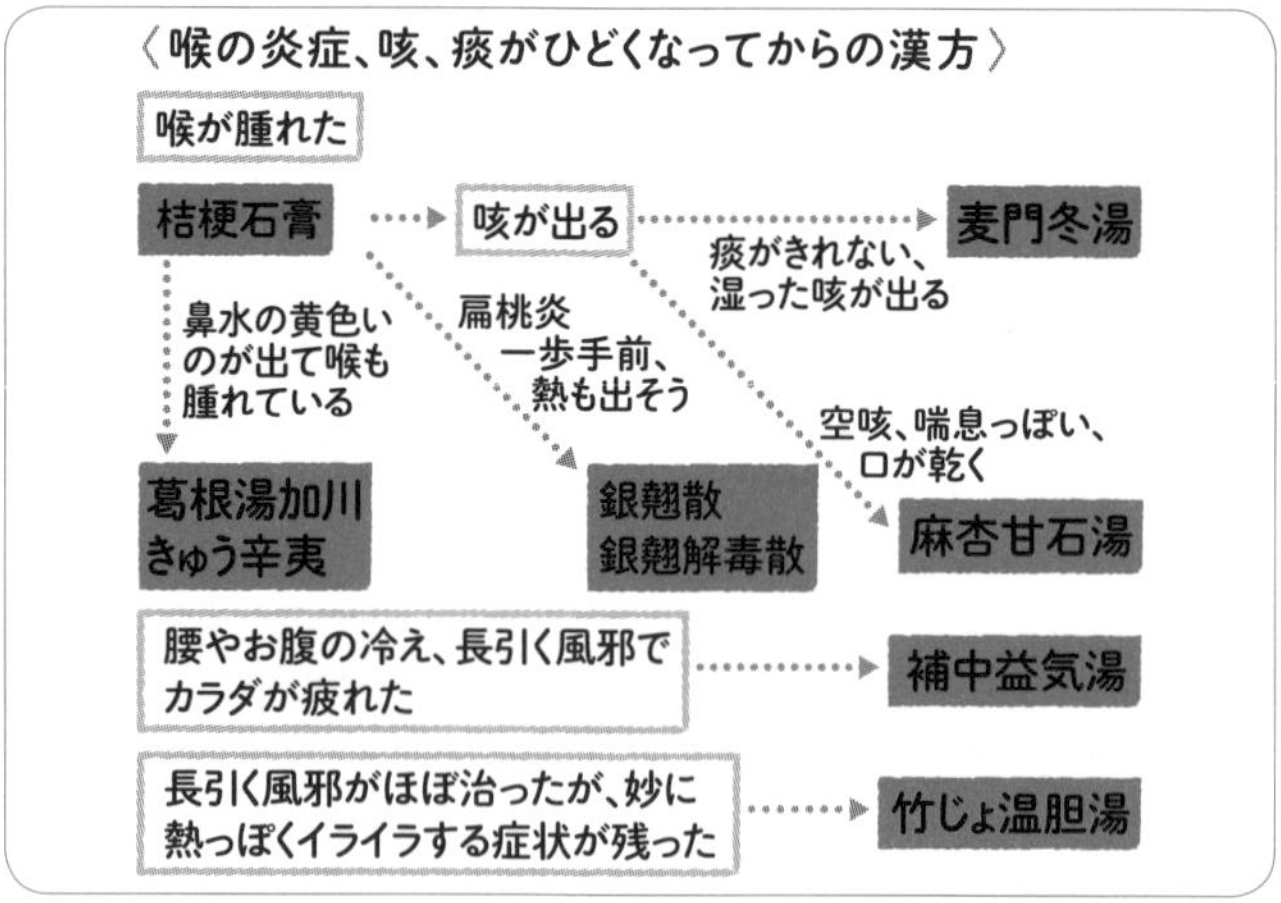

18. 元気がわいてくるコツ

●体の状態は心に影響する
●気持ちがネガティブになったとき、「お腹が減ってないか、のどが渇いてないか」「寒くないか、暑くないか」を確認する

「おちこんだりもしたけれど、私はげんきです」って、ジブリアニメの「魔女の宅急便」につけられていた糸井重里さん作のキャッチフレーズ。私はこれ、元気に過ごすための一番大事なことを一言で言い表してると思っています。そう、落ち込んだりするのよ、普通。もちろん失敗もするし、誰かに叱られたりもするし。ずーっとずーっとテンション高くて元気なままでいる人なんて、いないのが普通。もしいたら気持ち悪いと思うわ。

だけど、健康法とかポジティブシンキング系のメンタルトレーニングでは、いつもいつも100％元気でいられる状態をいい状態だとして、そこを目標とさせることがしばしばあります。これは、どう考えても無理です。

なぜなら、私たちは生き物だから。生き物って昨日と今日と明日では違う状態になっているのが当

たり前！

お天気は一定じゃなくて、晴れの日も曇りの日も雨の日もあって、気温も湿度も日差しの強さも違っていて、食べているものだって毎日同じじゃないんだもの。それで毎日毎日、３６５日同じくバリバリに元気！　って……それたぶん生き物じゃないね。神様とか仏様とか物の怪とか妖怪なら、そういう風に一定でずっと元気なんだろうけどさ。私たち、人間だしね。

仕事でさまざまな物質を扱うことがある人はわかると思うけど、命がないものだって毎日一定じゃないのよ。紙や木は湿気を吸えば伸びるし、水が冷たければ色素の入り方が違って、布の染まり具合も違ったりします。樹脂なんか温度で固まる時間も変わる。いろんな機械も温度が違うと動きが変わったりするしね。ご飯作るときだって、気温によってお湯が沸く時間も違うし、お魚とかお肉が焼き上がる時間も全然違う。

だから、この世にあるすべてのものは、変化して一定ではないのが当たり前なのだ。それを、毎日元気いっぱいでバリバリなんでもこなせて……って、ありえない状態を目指すと余計に元気が出なくなっちゃう。だって、無理してるんだもの。無理なことしていて、元気になれるわけないでしょ？

日々違っていて当たり前、そういうことを頭の片隅に置いておくと、それだけでも自然と元気になってきたりするんだよね。

今日はダメでもずっとダメじゃないし、明日は元気になるかもしれないし。今日うまくいったからって明日もうまくいくとは限らないけど、成功と失敗を繰り返して前に進んだら……なんかいいことありそうな感じがしてくる。失敗したからってそれがそのまま一生続くわけじゃないって思えるからね。

元気には波があって当たり前。そうやって毎日気楽に構えましょう。何より一番強いのって、8割ぐらいの力で毎日ずーっと過ごせることなのよね。今日は100%、次の日はがっくり疲れて0%とかじゃなく、そこそこの力で毎日を過ごせること。100%の元気で生き続けることはできないけど、50%を切ることはない……毎日元気に生きていくってそういう力加減を身につけることだと思います。力の入れ方・抜き方は、人それぞれで、おもいっきり力を入れてみたり、だらんだらんのぐでぐでを経験したりして、少しずつ生きてみて覚えるしかないけれどもね！

それと、どうにも元気が出ない、妙にネガティブだ……ってときは、一度体の状態に注目したほうがいいよ。ネガティブな考えに支配されるときって、意外に体調が悪いことがあるんだ。体の状態って心にとても影響するの。でも、心が疲れているときって体の状態に注目できなくなって、体のコンディションがどんどん悪化して、さらにもっと心が調子悪くなったりするの。こういうとき、必ず覚えておいてほしいのが、「お腹が減ってないか、のどが渇いてないか」「寒くないか、暑くないか」を確認することです。

生き物を飼うとき、植物を栽培するとき。まず、栄養や水分が足りているか、生育環境の温度が適切かどうかってチェックするでしょ。整ってなかったらうまく育たないし、場合によっては枯れたり死んだりするから。これ、人間でも結構大切なことなんだよ。おなかが減っていて寒い・のどが渇いて暑い……ってだけで、人はストレスをひどく強く感じてしまって、未来に絶望したり、死にたくなったりするんだよ……ホントなんだから！　そんなことで？　って思わないでね。生きていくために必要な、食事や水、適切な温度に保たれた環境がないことは、体の力を削ぎます。そうすると、生きていく力そのものが削がれてしまって、心も折れてしまうんです。

忙しくなってくると、そういう基本的なところがおろそかになって、そのうち忘れ去ってしまうことがあります。で、気づいたときにはもう、体がへしょへしょのしおしおになっていて、ちょっとしたことに打ちのめされてしまって立ち上がれない……なんてことに。仕事や家のことで忙殺されて、食べるものも食べず、のどの渇きもよそへ押しやって、寒くても暑くても我慢して……なんてしていると、じわじわと元気がなくなっていくから。

元気がなかったら、生活をチェック！ 習慣にしてみて。

第4章

むくまない、代謝を滞らせない

19.「代謝が悪い」を解消するには

●「筋ポンプ作用」をはたらかせて水分を適切に排泄する
●「呼吸をすること」と「歩くこと」

「私は代謝が悪いからなかなか痩せない」とおっしゃる方にちょくちょく会いますが、この場合の代謝って、多くは生理学的な意味の「代謝」ではなかったりするのよね。

代謝って、食べたものや呼吸で取り入れたものから、体に必要な物質やエネルギーを得て、化学反応を行い、いらなくなったものを体外に放出する一連の働きのこと。

一方で、たいていの方が言う「代謝が悪い」は、「むくみやすい」「日によってフェイスラインがもたつく」などの、水分の排泄が悪い状態をさしています。

「私は水飲んでも太るもの！」って言う方がいますが、実際にはありえません。水から脂肪を合成するような仕組みは、地球上の生物には備わっていませんから。

「自称水太り」タイプの方は、日によって体重の増減がとても激しいはず。1～2kgの上下は当たり前。ひどいときなんて、3kg以上の増減が数日で起こります。その中身って……脂肪じゃなくて水。むくみなんですよ。どんな人でも、疲労がたまっているときや、やたらたくさんお酒を飲んだときなんか、顔がむくんで大きく見えるでしょ。アレが日常の状態になっているのが、水太りって状態なのだ。

水分が適切に排泄できるような状態を保ってやると、ここ一番の日に残念な思いをせずにすみますよ。運転免許更新の日だってのにフェイスラインが急にもっさりしたり、履こうと思ったブーツが入らなかったり、大事な結婚指輪がめり込んで抜けないとか、そんな悲劇が起こらないようになります。

ちなみに、「1カ月でマイナス5kgダイエット!」とか、「24時間で3kg!」とか、いろんな謎ダイエット法が宣伝されていますけど、全部ウソです。さっきの「水太り」の仕組みを逆に利用しているだけなんだよね。こういった急激なダイエットの正体は、体の中の水分を絞り出して体重を減らしているの。確かに水分を絞ってやれば、顔のむくみが消えるためにすっきりした顔立ちになるので、人生でここ一番の写真を撮影されるときなんかにはある程度有効な方法ですが、本質的なダイエットではありません。

で、です。

確かに、筋肉量が少なくて、本当の「代謝」の悪い方……生命維持に必要な最小限の代謝である基礎代謝が低い方もいます。これは、医学的に正しい意味での「代謝が悪い」です。基礎代謝が低下している場合は、ちょっと食べすぎが続いただけであっという間に太ってしまうし、多少の運動ではまったく痩せません。

そして、基礎代謝が悪い場合でも、水分が排泄されにくい状態の水太りでも、どちらの「代謝が悪い」にしても、やるべきことは同じだったりします。

それは、**「呼吸をする」**ことと、**「歩く」**こと。

体の中を巡っている血液やリンパ液などの液体成分は、心臓のポンプだけで全身をかけ巡っているわけではありません。足のほうって、よくむくむでしょ。アレは、重力に負けて液体成分が下にたまってしまうからなのですが、それに抗って上半身に血液やリンパ液を還流させているのって、筋肉のはたらきなのよ。これを**「筋ポンプ作用」**って言います。

筋肉が収縮することによって陰圧が生まれ、筋肉が弛緩することでまたそこに血液やリンパ液が吸い上げられ……という動きの繰り返しから、下肢の水分は上半身に還流していって、結果、きちんと尿になって排泄されるのだ。

筋ポンプ作用をはたらかせるには、しっかり下肢を動かしてやることが必要です。それと、筋力がある程度ないと、この作用は発揮できなくなっちゃうの。ということで、**筋力アップ＋筋ポンプ作用の発揮＝しっかり毎日歩くこと**、という式が成り立つわけ。

一日一万歩ってよく言うけど、通常の生活だったら意識的にだ

〈筋ポンプ作用〉

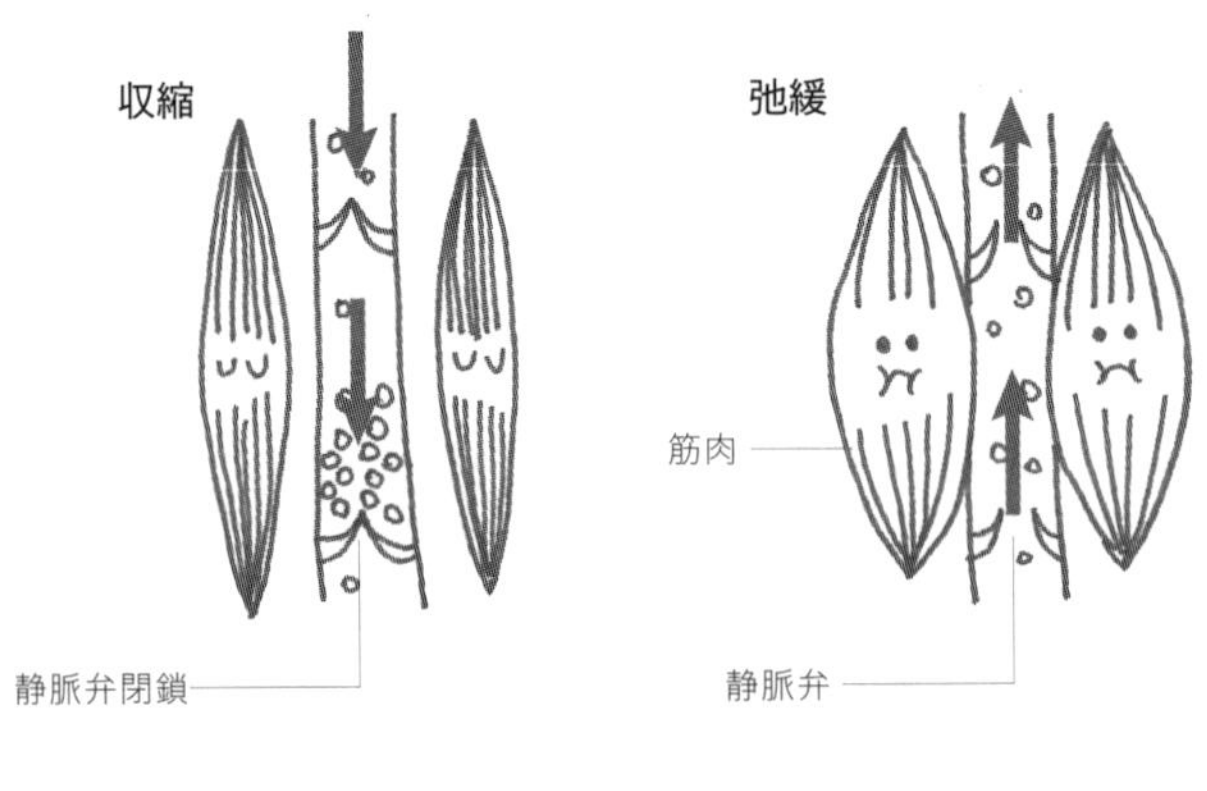

いたい一日40分くらい歩くと一万歩達成する感じです。ちょっとハードルが高いので、20分くらいから始めればOK。

筋力がない人は最初はとってもツライ。ですが、毎日毎日少しずつ下肢を動かしてやって、難なく歩ける時間を伸ばしてね。そうするうちに、基礎代謝アップ＋むくみ解消ができますからね。

もう一つ大事なことは、「呼吸」。これも、実は胸腔内の圧力に関わる運動で、心臓に血液が戻ってくる作用を助けているのです。

息を吸うとき、横隔膜は下がります。このため、胸腔内の陰圧が強くなり、静脈血の肺への還流を助けてくれます。ということは、しっかりと深く呼吸することが、血液を循環させるには大切だということなのです。

静脈血がしっかり還流すると、むくみの原因である組織液の貯留が減ってくれます。肺は上半身にあるから、特に顔とか手とか、体の上のほうのむくみには呼吸が効きます。

深く呼吸することは、まず、思い切り息を吐ききることから始めなければなりません。肺の仕組みからして、しっかり吐ききれば勝手に空気が入ってくるようになっているのです。順番に体の下のほうから絞り出していくようなつもりで吐いていきましょう。

①肛門と膣口を締めて、下腹部を凹ませて、みぞおちあたりを凹ませて……と、歯磨きのチューブを絞るように下から下から。

②口をすぼませてフーーーーーーっと吐ききったら、お腹の力を抜きます。一気に息が吸い込まれ

るでしょ。

③このとき、腹式呼吸とか、胸式呼吸とか、そういう面倒なことは考えなくていいです。吸うときに肩に変な力が入らないようにすればＯＫ。肺が入っている肋骨で囲まれた胸郭が、最大限運動できるようにしてやればいいのです。

一日何度かこうやって呼吸してやることだけでも、かなり上半身のむくみ感は解消しますよ。

20. むくまない座り方

●時々歩く、足踏みする
●坐骨を立てて座る

立ちっ放しでも座りっぱなしでも、下肢のむくみはひどくなります。これは、先ほど説明したように、同じ姿勢を続けていると筋肉の収縮が起こらないので、下肢の筋肉のポンプ作用が働かず、リンパ液や血液が貯留してしまうためです。

人間の体は、ずっと動かないでいるようにはできていないんだよね。たいていの動物ってそうだと思うんだけど、ちょこっとずつ体位変えているんだよね、ゴロゴロ寝ているときでも、どでっと座っていても。だけど、人間はそうしないんだよねえ。1時間でも2時間でも同じ姿勢を続けちゃう。

むくまずに立ち続けたり、座り続けたりするのに一番簡単な方法は、**時々歩く**ことなんです。1時間に一度でもいい、ほんの少しその場を離れることができるなら、これが一番いい方法。押して凹むようなむくみだけじゃなく、筋肉内に貯留しちゃった血液でパンパンな状態も改善できるから一石二鳥。その場から動けないって場合は、**歩かなくても立ったまま足踏みする**程度でもちゃんと効きます。なので、じっと同じ場所に立ち続ける仕事でも、たまにその場で足踏みすればOKです。オフィスではなかなか席を立ったりうろうろ歩いたりできないです……っておっしゃる方も多いのですよね。だから、オフィスで座ったまま足踏みするのもアリですが、その前に、座り方そのものを見直すことで、むくみを減らすことができます。

飛行機で海外へ行かれたことがある方は知っていると思うけど、長時間座りっぱなしで起こる障害の「エコノミークラス症候群」を防止するために、脚を動かす体操が指導されたりします。これは、座ったままで下肢の筋肉を収縮・弛緩させて、血液やリンパ液が還流するようにしむけているのね。

長時間同じ姿勢をとり続けなければならないときは、骨格に即した体の使い方をしてやることが大切になってきます。骨格に即した使い方とは、体の構造に無理のかからない使い方のこと。

動物の体は骨格に即した動きしかほぼできないように、関節可動域があまり広くないのですが、人間の骨格は不思議なくらい可動域が広くて、体に負担のかかる無理な使い方ができるようになってしまっているの。まっすぐに足を伸ばして立ち上がる犬とか、きれいに前足を上げて万歳している猫なんて、見たことないでしょ。彼らの脚はそこまで伸びないようになっています。

それと比べると大幅に人の骨格はユルくできているので、子供のころは問題なく体を上手に使っている人がほとんどなのですが、なぜだか大人になるにつれて下手になっちゃう。骨格に則らないおかしな動かし方をし始め、むくんでみたり、肩がこったり、腰が痛くなったり……いろんな不具合を起こしてくるの。

下肢のむくみを防止するには、まずは自分の坐骨がどこにあるのかを知ってもらわなければなりま

せん。自分はいったいどこで椅子に座っているか、考えたことありますか？

坐骨って名称の通り、この骨は座るための骨。ここと椅子や床などの座る場所が接するように座ることがとても大切なのです。自分で触って確認してみましょう。場所は会陰の真横、左右にあるんだわ。わかりにくい人は、硬い椅子に座って、骨盤を前後に動かしてみるとわかります。

こうすると、**ゴリゴリと座面に骨が当たるのですよ。**そ**こが坐骨。これを、座面にかっちり立てるようにして座ります。**

足がむくみやすいって人は、この感覚が新鮮に感じる人が多いんですよ。なぜなら、いつもは尾てい骨のほうを下にして座っていたり、腰をもっとそらして太もものほうに近い場所で座っていたりするから。そんな座り方をしていると、股関節周りの血液やリンパの流れを阻害してしまい、ものすごくむくむことになるんです。だから、とにかく、座面には坐骨を突き刺すかのように立てて座ってください。

で、だ。こうやって座るとまっすぐにしか座れない・前

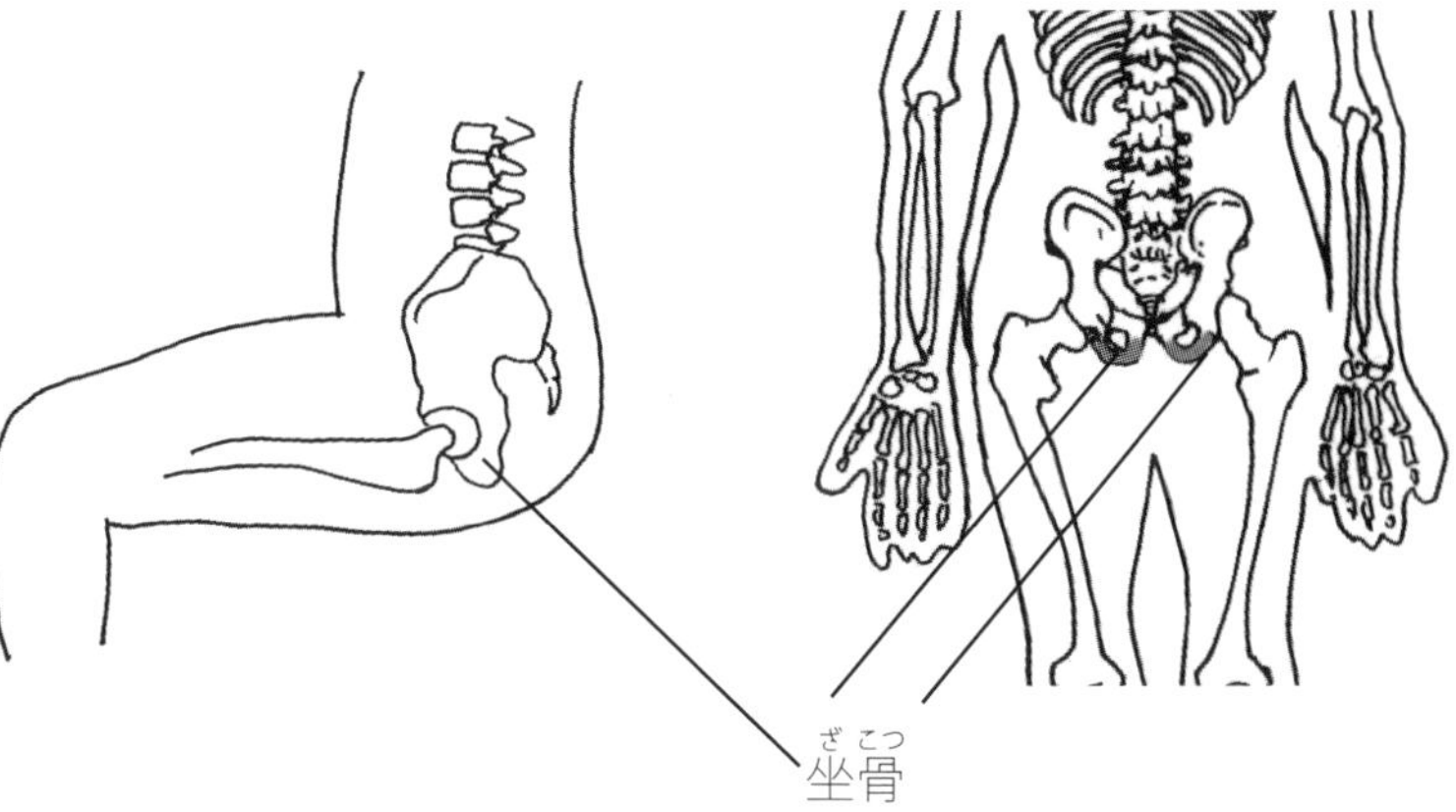

にかがめないって訴えが出てくるんだな。たとえばパソコンで作業しているとき、画面にもう少し近づきたい……って場合がありますね。こんなとき、今までは背中を丸めて顔を近づけてなかった？それをやっちゃうと、肩こりや首のこりなんかの原因になって、顔がむくみやすくなるんだ。どこから曲げるかというと、股関節からなのよ。上半身の形はあまり変えず、股関節から体を前に曲げてやります。

座りっぱなしの作業で、少し前のめりになったり、ちょっと横の同僚に話しかけたりするときも、できるだけ背中を丸めずに股関節から姿勢を変えるようにしてやりましょう。

こんな風に座ってやることで、どうにもならないくらいにむくむってことはなくなってきます。だけど、長年続けてきた妙な座り方はなかなか治らないものです。エクササイズみたいなものだと思って一日数回、気づいたときに行うようにしてやりましょう。だんだんその姿勢で座るのを続けられるようになっていきますからね。

21. ちょうどいいお腹でいるために
……下痢と便秘

●ヨーグルトよりオリゴ糖
●体質に従った対応とペットボトル温灸で改善しよう

便秘は、臨床でもよく相談される事柄です。患者さんには、「貯めていいのはお金だけよ」と言って笑わせたりします。まあこんなバカ話をしつつ、出るの出ないの、出たら出たで下るのだのなんだの、便通に関してのあれこれをお話ししつつ、施術に当たるわけです。

排泄物を体内にためちゃうとろくなことないですね。吹き出物が出たり、食欲がなくなったり、場合によっちゃあ体臭がきつくなったりしますからね。

患者さんから「ヨーグルトを食べているのに出ません」とよく言われるのですが、実のところ、ヨーグルトに便通改善効果はあまり期待できません。腸内の細菌叢を改善するのは確実なんですが、便が出る・出ないにはそんなに関係ないみたいなんだよね。便やガスが臭いとか、やたらにガスが出るとか、そんな症状なら効果があるんだけど。

便通を改善するには、オリゴ糖を摂取するほうが効果が高いのよ。これは厚生労働省も認めている効果です。だから、便臭も便通も改善したい場合は、ヨーグルトにオリゴ糖を混ぜ込んで食べればいいってこと。別にヨーグルトである必要もないんです。古典的な整腸剤の「ビオフェルミン」とか、乳酸菌の錠剤や粉末を利用してやってもいいのです。

私は、なんとなく便がおかしいときはビオフェルミンを飲んで、その上でオリゴ糖を摂取することにしています。ヨーグルトにはカロリーがあるけど、ビオフェルミンならほとんど無視していいくらいのカロリーでビフィズス菌が摂取できるから。

便秘にもタイプがいくつかあって、体質によって対応が異なります。生野菜とかヨーグルトとか食物繊維とか、一般的に言われている便秘に良い食材をとって便通が改善する人はそれでいいんだけど、そうじゃない場合もあるのですよ！

カラダが冷えていて腸の動きが弱っていたり、筋力不足で押し出すチカラがない

こういう人が、前述の便秘改善策をとると、ますます便が出にくくなる傾向があります。なんか余計にお腹が張ってしまって全然ダメになっちゃうんだよね。

このタイプの便秘には、温かい食事をしっかり摂取してやることと、ウォーキングなどの運動が必要になってきます。他にも、お腹の中を温めるツボである天枢、足三里にペットボトル温灸をすると、うまく排泄できるようになってきます。

天枢《てんすう》
おへそから指２本分ほど外

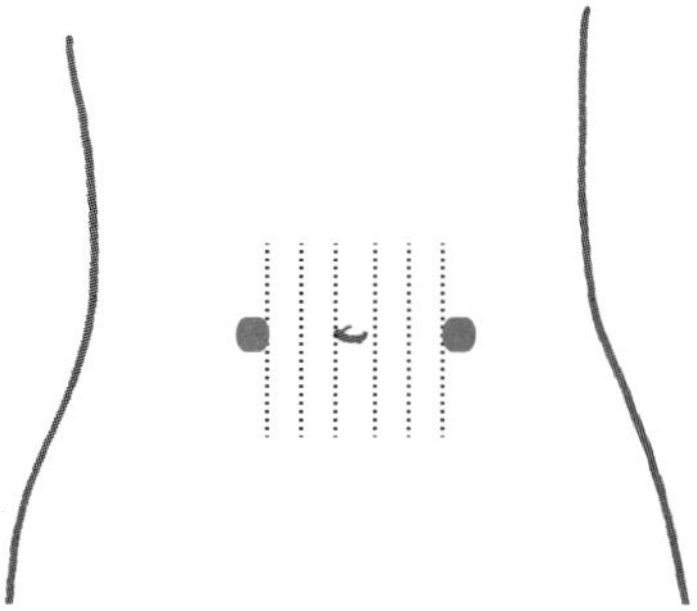

足三里《あしさんり》
ひざの皿の下から指４本下
２本の骨が交差するくぼみ

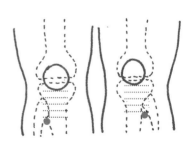

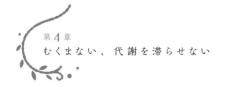

食事の絶対量が少なすぎる

もう一つ、若い方によくあるのは、食事の絶対量が少なすぎて、便を作るほど残渣が出なくて排便が滞るパターン。毎日必要なだけ食べていればいいんだけど、そうじゃなくなっちゃってるのが最近の女性のようです。

２０１３年国民健康・栄養調査によれば、女性の一日の摂取カロリーは戦後直後の都市部での水準より低くなってしまったそうで（摂取カロリー：終戦直後以下　20代女子2割が「やせ」毎日新聞２０１５年3月17日）。この程度しか食べていなかったら、便秘になるのが当たり前。食べるものを食べていなければ、出るものも出ないのが道理なわけですよ。

一日の必須カロリーを知って、それに合わせてバランスよく食べないと便秘は解消されません。この便秘のメカニズムは、低栄養になっている高齢者にも当てはまるものです。年齢が高くなればなるほど食が細って食べる量が減っていく傾向がありますが、やはりこの場合も便が作れないので排便が滞るようになります。

ある程度食事量を確保するとともに、運動量も確保しないと出にくくなるんですよ。よく歩いてやると、おなかの中にも振動が伝わって腸の動きを良くしてくれます。腹筋が足りないせいで腸がダラーンと伸びちゃって下腹部がポッコリしている人も、しっかり歩くことで筋力アップし、腹壁がシャキーンとしてくると、出やすくなってくるんでね。

おなかって胸と違って骨で守られてないでしょ？ だから、筋肉量が足りないと、腹壁がゆるんで内臓が下りちゃうの。便秘の人には、運動必須。通常の生活にプラスし、一日に40分くらい歩けているとすごくいいよ。がんばれ。

月経前症候群

いつも詰まってて、出たら出たで下っちゃうって人もいるね。なんだろうね、この、「降ればどしゃぶり」感。こういう方は、女性の場合はホルモンバランスによるものだったりもします。月経前は便秘、月経が始まるととたんに下るという。

あまりにもヒドイものじゃなければ月経前症候群としてありふれた症状なんだけど、ちょっとつらいってときは便秘薬を使ったりしましょう。月経前症候群がツライ人は、三陰交にペットボトル温灸を続けるのがいいです。体質改善のためだから気長に毎日続けてやって。

胃腸が弱くて下しぎみ

ちょっと食べすぎたり、少し寒いところにいたりしただけで下っちゃうタイプの方は、もともと胃腸が弱い自覚がある人が多いかな。

これも、体質改善するためにペットボトル温灸。**足三里**だけでいいので続けると結構改善します。でも、根底にストレスがある場合は足三里だけじゃどうにもならないことが多いのだ。こんな場合は漢方がいいです。**六君子湯**《りっくんしとう》とか、**補中益気湯**《ほちゅうえっきとう》とか……いくつかの漢方が適応になるから、専門家に相談してみると早いですよ。

長期にわたって下痢が続く場合は一度西洋医学の医師の診察を受けてみて。なんらかの服薬が必要である場合もあるからね！

足三里《あしさんり》

ひざの皿の下から指４本下
２本の骨が交差するくぼみ

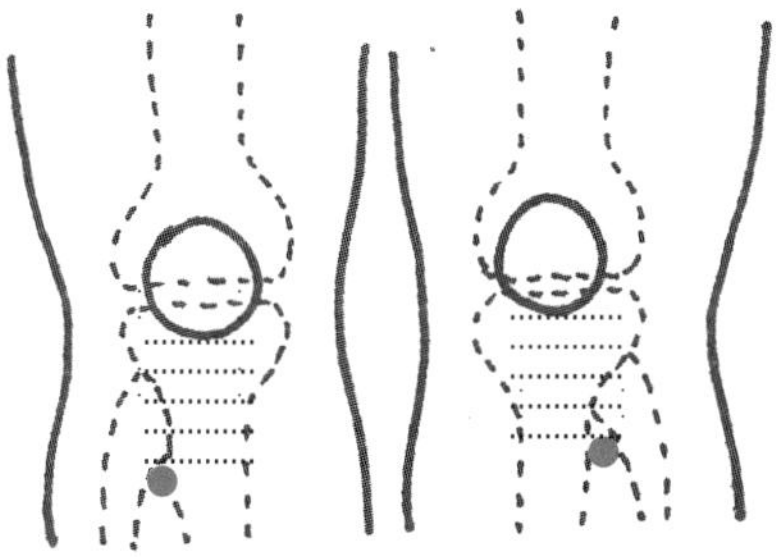

三陰交《さんいんこう》

内側のくるぶし
の骨の頂点から
指４本分上

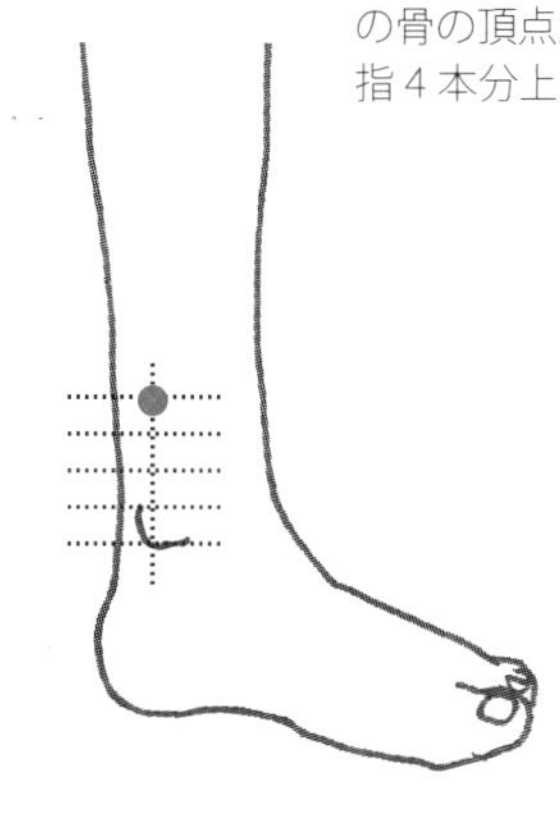

22. カラダは汚れているのか？
……デトックスの誤解と正解

●人間にはもともとデトックス能力が備わっていて、必要がないものは体の外に追い出す力を持っている
●「デトックスするために○○する」と聞いたら疑って

禅の教えでは「人間本来糞袋」なんて言葉があります。要は、人間は一皮剝けば糞袋、誰もかれも汚いものが詰まっているのに、姿形の美醜や貧富を競うのは馬鹿だって説いた言葉なの。だから、人はみんな汚いものなのよ、デトックスなんて意味ないの……なんて話で締めていいのか？　いいわけないです。でも、この、「デトックス」、宗教や思想と関係がないとは言えないみたいなんだよ。

東洋医学の古典には、「デトックス」って考え方はありません。そもそも、「毒」って考え方があんまりそぐわないんだよね。全部「邪」ってとらえるのだ。「邪」は余分なもの、余計なもの、本来そこにあるべきではないもの……って意味合いです。たとえば、その辺を風がそよいでいるのは、「風」ですが、体内に入り込んだら「風邪」なのだ。これは、そこにあるべきものではなく、カラダの中では邪な働きをするのでこのように言い表します。

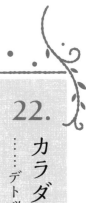

他にも「寒さ」ね。これは冬には当たり前の気候なわけですが、体内に入り込んだら「寒邪」です。で、邪を追い出すのはよくある話です。いろんな方法を使います。それこそ、邪の性質により千差万別です。

でも、デトックスって言ったとき、だいたい断食と発汗・排便あたりだけを指してるよね。しかも、その「毒」って結構曖昧。何を指しているんだろう？　東洋医学では病態によって「邪」を判断し、それに合わせて追い出す方法を考えるんだわよ。だから、なんでもかんでも断食で……ってことはありえないのね。

それと、デトックスって、どうも体の中を空っぽにする感じなんだけど、東洋医学ではそれは目指しません。うんこもおしっこも血液も体液も何もかも、「巡る」ことが大切で、全部排除するようなもんじゃないのね。だから、定期的に断食をしたり、コロンクレンジングとかいって腸内をガッツリ浣腸して洗い流したりなんかはしません。そりゃ、それが必要な病態なら行うこともありえますが、それを無視して「断食でデトックス！」「コロンクレンジングでデトックス！」なんて、絶対やらないんですよ。

このへんの、デトックス思想って、原点を探るとどうやらインドの土着宗教から来ているみたいなのね。インドでは、人体を汚いものとみなし、神に近い清いものとするためには、断食したり吐かせたり下したり汗かかせたり……イロイロ行って体内の汚物を全部出しちゃうのが大切って考えられていたみたいなんだ。これはインド医学として有名なアーユルヴェーダとはまた別系統の話なんだけど、そのうちこの宗教の考え方がいろんなところに浸透し、ヒンズー教やアーユルヴェーダに混じっていったみたい。

そして、ヒッピーやニューエイジといったカウンターカルチャーに影響力があったインドのグルたちあたりからアメリカへ入っていき、最終的に「デトックス」って考え方になっていったんじゃないか……って私は考えています。神に近づく方法と、健康法は一緒になっちゃダメだと思うんだけどもね。なんか、スピリチュアル的に「清浄になる」って考え方がなんとなく「カラダがきれいになる」って考え方と結びつきやすいんだろうね。

いずれにせよ、そんなことしなくても人の体には素晴らしい能力があってだね。みんな、肝臓ってついてるよね？　ついてない人いないよね？　これ、素晴らしいデトックス臓器なわけよ。いろんなモノを無毒化して体外に排出してくれるのさ。

他にも、腎臓ってついてるよね？　アレも、素晴らしいフィルター機能で肝臓で解毒して作ったいらないものをすっかり外に追い出してくれる。

肺はある？　これも、もういらなくなった二酸化炭素その他を呼気で排出してくれる。

人の体には、素晴らしいデトックス機能がもともと備わってんのさ。これらが正常に働くように、規則正しくストレス少なめで生きていくことができればなんの問題もないの。

でも、化学物質が！　経皮毒が！　添加物が！　農薬が！　放射線が！……ってイロイロ煽られちゃってる人。それねえ、全部問題ないから。

さっき言った通り、人間にはもともとデトックス能力が備わっていて、必要がないものは体の外に追い出す力を持っているのよ。肝硬変だの、腎炎だの、肺炎だの、そういう病気になっているんじゃなかったら、なんにも気にしなくて構わないから。

デトックスデトックスって、やたらにいろんなことをすると反対に調子崩したりするからね。たとえば、「毎日水を2リットル以上飲むとデトックスになる」ってヤツ。これ、飲みすぎです。腎臓に負担がかかりますよ。

他には「断食を定期的にする」、これも胃腸を休める働きはあるから、いつも食べすぎの人はやるのもいいけれど、断食道場に定期的に通う必要はないと思うよ。

便通がおかしいわけでもないのに定期的に下剤を使って腸を空っぽにしたり、コーヒー浣腸をしたりするのはもってのほか。せっかくもともと持っている腸の機能を損ないかねません。

デトックスするために云々……って話を聞いたら、まずは疑ってかかってみてちょうだい。

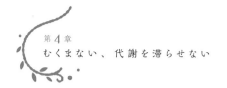

28. 冷えとりの誤解と正解

冷えとり……大ブームになりましたね。患者さんからの「冷え」に関する質問は定番中の定番。雑誌などの取材でも「先生は冷えについてどう対処されていますか？」と散々聞かれました。こういう時、質問し返したりするのよね、私。

「……その、『冷え』って、何を指していますか？」って。

そうすると、各人思い思いの「冷え」を定義してくれます。冷たい飲食物、白砂糖を使った甘いモノ、寒さに当たること、薄着で冷やすこと、化学物質をたくさん使うこと、白米を食べる……などなど。「冷え」の定義が多岐にわたっているのがよくわかります。なので、東洋医学における「冷え」が一体なんなのかをまず私がお話ししてから、東洋医学における「冷え」の解消方法をお話しすることになるのです。

東洋医学における「冷え」って、「寒邪《かんじゃ》」って言われるものです。これは、冷たい飲食物、弱っている体に寒さを当てること、元気な体でも適切な防寒をしないこと、「寒」の性質を持っている食物を食べすぎることなどで、体内に「寒邪」を呼びこんでしまうことで起こります。体内に「寒邪」が入り込んだ場合、一番わかりやすいのは顔色が白っぽくなり、手足が冷えて寒気がしてくること。これがちょっと進むと、いわゆる風邪をひいた状態になります。あとは、寒邪が胃腸を侵せば、下痢をしたりしますね。夏、冷たい飲食物を食べすぎたときなんかよく起こすでしょ。最初は、冷えってこうやって外側から入り込んでくるって考えられています。

で、寒邪が体内に入り込んできて、それが長期化した場合。体の温め機能がおかしくなってきて、寒い季節じゃなくても全体に手足が冷えて温まらず、慢性化した、寒がりな状態になります。このあたりになると、いわゆる「冷え症」って状態。東洋医学における「冷え」って、こんなふうに考えられているものです。

寒邪が入り込んだときでも、慢性化して手足が冷えて温まらないときでも、いずれにせよ、

1. 「寒邪」のおおもとを取り除く。
2. 体内の寒邪を追い出す。
3. 体の温め機能を補完するようなモノを利用する。

……という手続きで治療が行われます。

1は、適切に防寒する、冷たい飲食物やナマモノをとるのをやめる、『寒』の性質がある飲食物を避ける（主に夏野菜・海藻類・果物類・白砂糖・氷砂糖など）です。

2は、お風呂に入らせたり、葛根湯などを利用したり、施灸したりして、皮膚の表面を開き、寒さを汗とともに追い出したり、下剤を使ってわざと下らせたり、さまざまな方法があります。

3は、「温」「熱」の性質がある食物を積極的にとる、日常的に温灸を行う（詳しくは拙著『安心のペットボトル温灸』をお読みくださいい）、温補剤といわれるような漢方薬を利用すること、呼吸法や運動を利用して気血の巡りを良くすることなどなど。これもまた、たくさんの方法があります。

さて。流行の「冷えとり」の方法とはぜんぜん違うなあ……と、思った方。そうなのよー、あの「冷えとり」は、東洋医学ではないのです。

この健康法、進藤義晴さんという方が提唱しているものです（『新版・万病を治す冷えとり健康法』農山漁村文化協会、新版、2000年）。もともと耳鼻咽喉科の医師で、そこから冷えとり健康法を確立した方だそうな。

冷えとり健康法は、半身浴・靴下重ねばき・腹八分目・頭寒足熱の衣服調節……というのが主な中身です。

進藤義晴さんの主張は、「冷えをとれば万病が治る！」ということなのだ。で、その「冷え」ってなんなのかというと……どうも物理的な冷えを指しているわけじゃないみたいなんだよね。進藤さん曰く「気のもつれのようなもの」だというのです。だから、手足が熱く火照っていても、それは「冷えの極致」とするのですな。物理的に冷たくなくても冷えなのだよ。

進藤さんは、西洋医学に疑問を持って東洋医学を学び、冷えとり健康法を考案した方なので、著書の内容には東洋医学用語がたくさん含まれており、考え方も東洋医学がベースになっていました。しかし、途中まで東洋医学の普通の知識が書かれているのですが、前触れなく急にオリジナルな概念に変化するんです。だから、東洋医学の基礎知識がある人なら、「あれ？　おかしいな？」って思えるんだけど、そうじゃない素人さんには全部が全部正統派の東洋医学に見えてくるのです。

冷えとり健康法で使われている、低温・長時間の半身浴。アレは、体力が相当あるタイプの人じゃないと、毎日行っていたら体調が間違いなく悪くなります。汗をかくって、それなりに体力を消耗するものなので、寒邪を追い出すために利用する場合でも、汗をかかせすぎないよう注意するの。しかも、冷えとり健康法での半身浴って、おへそから下しか入らないで、上半身はできるだけ覆わないことになってますね。

長時間入浴して発汗させ、しかも、上半身を保温しないなんて、寒邪が入り込む隙を作っているようなものです。

寒いときの入浴、冷房病の対処としての入浴

お風呂は、寒い時期には41から42度程度のお湯に、しっかり肩までつかって体を温めること。暑い時期に冷房病にかかりそうになっているときは、肩までつかる必要はないけど39から40度程度のお湯で発汗させてやること。いずれにせよ、30分も40分もつかっている必要はないです。温まったと思ったら、汗がかけたなと思ったら、入浴終了です。

動物性タンパク質は体を温める作用があるのに……

他にも、『冷えとり健康法』では、玄米菜食に近い食事、肉類をとらないことなども指導されています。このへんは冷えとり健康法だけじゃなく、マクロビ等の菜食系健康法ではよく言われていることだけ

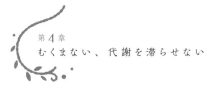

どね。

東洋医学では、冷え症には肉類です。牛でも豚でも鶏でも、体内の気血を増やして温めます。特にラム肉。我が家では冬の寒い時期に温補剤代わりに食べる食材です。

西洋医学的な話をすると、タンパク質をしっかりとることによって、特異動的作用といってタンパク質を消化するためのエネルギーが発生して、体温が勝手に上がるの。

植物性タンパク質でも起こるのは起こるんだけど、バランスの良いタンパク質って、やっぱり動物性タンパク質なんだよね。だから、肉や魚や卵や牛乳・乳製品をとらないことで冷え症が治る……って考え方は、どう考えてもおかしいのよ。

砂糖の問題は「冷え」じゃない

甘いモノとか化学物質とか白米とかが冷えの原因って……このあたりになると、もう、どこから来た話なのかまったくわからない状態に。白砂糖はたしかに体を冷やす作用があるので、冷え症がある人は多食しないほうがいいのは確かだけど……それより何より、大人が毎日甘いおやつ食べてちゃ、体重管理や栄養バランスに問題が出るでしょ。

甘いモノってカロリー高いので、その分三度の食事を減らして甘いモノを食べてる人、多いから。小さなマドレーヌ1個でも、100キロカロリー超あります。これって、ご飯1/2杯分とほとんど同じだからね。

冷えとり靴下は効くの？

冷えとり健康法で一番有名なのは、靴下の重ねばきでしょうね。知ってる？　冷えとり靴下健康法。書店でも靴下つきの書籍が山積みになっていたり、この健康法に使用する靴下が健康グッズコーナーに大規模展開されていたりで、かなりの売れ行きの様子。

冷えとり健康法では、頭寒足熱の衣服調節が大切とされています。この中で、キモになるのが靴下重ねばきなのだ。上半身は軽装、下半身は重装備にするのが基本。試しにこれを続けてやってみることにしたのだよ。

最近は靴下重ねばきが流行しているせいで4枚セットになった靴下を販売してるんだよね。一組3000円弱なり。うわー。ちょっと試すだけなのに、2組は買えないわ。ということで一組で試すことに。

この靴下は、シルク5本指靴下＋コットン通常靴下×2＋シルク通常靴下×1のセットです。シルク5本指→コットン通常靴下→シルク通常靴下→コットン通常靴下の順番に履いてやるのですよ。はいてみると……うわあ。モッコモコだよ、足元が。確かに温かいです。

試し始めた日がやたらに寒い日だったので、「これはイイのかも!?」と、わくわく。なんでも、足の裏から毒素が出ると一番最初にはくシルクの靴下が破れてきたりするっていうんだよね。

こういう、「毒素」って考え方。これ、東洋医学の考えだと思ってる人多いんじゃなかろうか。東洋医学の考え方の中に、「体内にたまった毒」という考え方はありません。たとえば、「食べすぎの毒」などと進藤さんは書かれていますが、東洋医学では「食滞」と言って、「滞り」ととらえ、滞ったものは流れるようにしてやれば良いという考え方をします。

同様に「下水管に詰まったヘドロのような古血が……」と書かれていますが、東洋医学では「瘀血」という血液の滞りととらえ、やはり流れるようにしてやれば解消するものとして考えます。同様に水分のとりすぎによる「水毒」も日本的な表現で、もともとは「水滞」と言います。

漢方では「毒」「薬」の両方ともいわゆる「薬剤」の意味で使っていることがしばしばあります。「毒薬」と書かれていても、本当に毒の薬ではなくて、単なる漢方薬を指していたりします。『本草綱目』には、さまざまな薬品の原料となる生薬や鉱物・動物が解説されていますが、「有毒」「無毒」の表示もされています。でも、有毒でも方剤の材料になるのです。

「毒」には、なにか体にたまってしまって、排出しなければならない汚いもの・危険なもの……という意味合いはないのですよ。東洋医学では、滞り・過不足が病の原因であると考えて、決して「毒」がたまるから病が発生する……とは考えません。滞っているものは流れを良くし、足りなければ補い、多すぎたら追い出す……ということなのです。

初日、家の中ではいていて、外出しようとした際に気づいたのは……はける靴がないということ。もう晩秋だったのですが、サンダル引っ張り出してきて、靴下4枚ばきでサンダルをつっかけて晩ご飯の買い物に出るという馬鹿馬鹿しい状態に。

丸一日はいて脱いでみると……足が茹だっていました。自分の汗で茹だってるんだろうな、これ。しかし、五本指靴下のお陰でしょうか、臭くはないのですよ。雑菌の繁殖が抑えられるみたい。

で。一組しかないから洗うわけです、靴下を。洗って干す↓次の日はく。この繰り返しになるのです。ナニこの苦行。リビングに毎日干される靴下の暖簾。左右で合計8枚あるのよ。普通は一日一組2枚よね。四日分の靴下が一日で洗濯に回されるわけだ。働いている方で毎日洗濯機を回さないヒトは、一日8枚、二日で16枚、三日で24枚……。いや、家族全員がやってたとしたら……。うわぁぁぁ……。

本当は、蒸れたり汗をかいたりしたら新しい靴下に取り替えるのよ。そして、本気で「冷えとり」をするなら片足に8枚は履くんだそうだ。だから、洗濯物の量はもっとうなぎ登りになるのだ。それでもやる。みんなこんなにハマってるんなら、何かご利益あるんでしょうよ。

毎日洗う↓干す↓次の日履く。履く前にちょっとまとめておいておくと、靴下の山がこんもりと。朝はいて、夜脱ぐ。脱ぐと、足が風呂上がりにビール片手に「ぷっはーーーーーー!」って言っているみたいに茹だっている。洗って干さないと次の日はけないからすぐ洗う。

洗う↓干す↓次の日はく。洗う↓干す↓次の日はく。洗う↓干す↓次の日はく。洗う↓干す↓次の日はく。洗う↓干す↓次の日はく。

1週間経ったころ……とうとう洗い忘れました。で、実験終了。もうヤダこんな苦行耐えられない。洗い替え買ったってきっと挫折する。こんなに靴下ばっかり洗濯し続けてたまるもんか!

冷えがとれたんだかどうなんだかはわかんない。足の裏から毒素が出たんだかどうかも知らない。でさぁ。ナニがとれたって……足の裏の角質だったのよ……。

汗で茹だって柔らかくなった足の角質が、シルクの靴下でこすられて削り取られ、うちの息子の足の裏のようにツベツベピカピカふわふわに。わぉ、冷えって角質だったのか。イヤ、違うだろうそれは。いや、温かいけどさ。進藤さん、真夏でも4枚重ねばきしないとダメって、これは地獄じゃなかろうか。ある友人の回りでは夏ごろ流行っていたことがあって、試しにやってみたら熱中症になったとかって話を聞きました。そりゃそうだ。手足って、体温調節機能あるからね。覆いすぎたら夏は危ないわ。ただ、五本指靴下の雑菌の繁殖のしなさ具合は驚異的だったので、「五本指靴下？　ちょっとかっこわるい……」ってイメージは吹っ飛びました。でも、冬はあんまりあったかくないね。汗が蒸発しやすいってことは、気化熱も奪われるってことだもんね。夏は五本指靴下だけをはくっていいと思います。

……なんか、こう、ヒップホップスターみたいに言いたくなるんだよなぁ。

Ｙｏ！　Ｙｏ！　ブラザー＆シスター！　冷えはとれたかぃ？

オイラのかかとはツルツルさ！！！！　Ｙｅａｈ！！！！

そもそもだな。体の冷えを防止するための防寒ってさ、体幹部をしっかりガードするのが基本なんだよ。人の体温は体幹部で作られています。んで、そこの温かい血液が、末梢まで流れこんで、手足が温かくなるわけです。

ということは、靴下ばっかり重ねてはいたって、足は温かくならないってこと。きちんと体幹部を保温し、温まった空気が首もとから逃げないようマフラーやハイネックを利用して、その上で靴下をどうにかすれば温まるってことよ。しかも、靴下は重ねてはく必要はなく、ハイソックス一枚のほうが暖かいからね。防寒の基礎はそういうモンなのよ。

……毒素がどうとかは、知らん。足の裏から絹や木綿を溶かすほどのなんらかの成分が出ていたら、室内を裸足で歩けないだろうな……ということだけは、書いておこう。靴も、床も、とけるぞ！　人間って、そんな機能はついてなかったと思うよ！

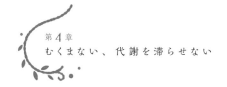

第5章

太らない

24. 食べ方のコツ

●一日のエネルギー必要量を知ろう
●栄養バランスが崩れると余計に食べたくなる

太らないように、食べたい。それも、できればものすごい我慢とかしないで、甘いものも、お酒も、揚げ物なんかも食べたい。そう願っている方はたくさんいることでしょう。いやね、そういうの、全部やめなくたって太らないでいられる方法ってあるわけですよ。

何を食べても太るんです……とおっしゃる方。自分の基礎代謝と一日のエネルギー必要量、知ってますか？

私の場合、基礎代謝量は1313キロカロリー程度。一日のエネルギー必要量はだいたい2500キロカロリー程度です。基礎代謝量は、体脂肪計つき体重計などで調べることが可能ですが、計算式の一例を目安としてのせておくね。

この基礎代謝量に身体活動レベルをかけ合わせた数値から、エネルギー必要量が判明します。20代以上の人で運動量少なめ（レベル1）なら1・5、普通（レベル2）で1・75、多め（レベル3）は

2というところ。詳しくは日本医師会ホームページなどが参考になります。

この数値を知っておかないと、一体何をどのくらい食べたら太らないで済むのか、見当がつきません。まずは自分の燃費について知らないと。

こうして知ったカロリー量で、1食あたりどの程度のカロリーが摂取可能なのかが決まります。私の場合は2500キロカロリー程度だから、2500÷3＝833.333……ってことで、だいたい830キロカロリー程度。均等に割るとこんな感じだけど、朝を500キロカロリーちょっとくらいにして、165キロカロリーずつ昼・夜に割り振って990キロカロリーくらいにしてやると現実的かな。

このカロリーの範疇で食べ続けるなら、決して太らないってことなんですよ。インカムとアウトカムがプラスマイナスゼロになるからね。個々の食品のカロリーについては書籍やインターネット

●基礎代謝量計算式

男性
66.5 ＋ (体重 kg×13.75) ＋ (身長 cm×5.00) - (年齢 ×6.78)
女性
655.1 ＋ (体重 kg×9.56) ＋ (身長 cm×1.85) - (年齢 ×4.68)

※日本救急医学会　医学用語解説集　https://www.jaam.jp/dictionary/dictionary/word/0523.html

身体活動レベルの例
（一日あたりの総エネルギー消費量を一日あたりの基礎代謝量で割った指標、15～69歳の活動レベル）

レベル1	生活の大部分が座位で、静的な活動が中心の場合
レベル2	座位中心の仕事だが、職場内での移動や立位での作業・接客等、あるいは通勤・買物・家事、軽いスポーツなどのいずれかを含む場合
レベル3	移動や立位の多い仕事への従事者。あるいは、スポーツなど余暇における活発な運動習慣を持っている場合

※日本医師会ホームページ https://www.med.or.jp/forest/health/eat/01.html

で簡単に調べられますから、大雑把に計算してみてください。

自分にちょうどいい食事量、太りもしないし、痩せもしない食事量を見極められたら、その食事量で試しに1~2週間、食べ続けてみます。体重が増減しないなら、それがちょうどいい量。体重が増えるなら多すぎ、減るなら少なすぎ、ということです。

ダイエットをしたいなら、見極めたちょうどいい食事量からだいたい一日200キロカロリー強減らさないと、一カ月で約1kgの体脂肪を減らすことはできません。食事だけで200キロカロリー強減らすって結構な量。ここで、たいていの人は挫折します。ものすごく我慢しなきゃならなくなるから。

でも、一日に100キロカロリー程度減らすんだったら、なんとかなると思うよ。ほんの少し減らすだけだもの。残りの100キロカロリー分は、体を少しだけ動かすようにしてカロリー消費するよう努めます。正確には体重にもよりますが、だいたいこのぐらいの運動で消費可能。

・散歩　約55分
・早足でウォーキング　約35分
・自転車こぎ　約35分

なぜ一カ月に1kg程度を目標にするか。この程度の減量だと、ほとんど我慢しないでも減らせるんだよ。甘いものも、揚げ物も、お酒も、とりすぎなければだいじょうぶ。これを、一日300キロカロリー減らそう……ってすると、結構がんばらないとならない（いわゆる、「肥満」の状態になって

郵便はがき

料金受取人払郵便

新宿局承認

1993

差出有効期限
2021年9月
30日まで

切手をはら
ずにお出し
下さい

160-8791

343

東京都新宿区
新宿一－二五－一三
（受取人）

原書房

読者係　行

1608791343　7

図書注文書（当社刊行物のご注文にご利用下さい）

書　　名	本体価格	申込数
		部
		部
		部

お名前　　　　注文日　　年　　月　　日

ご連絡先電話番号　□自　宅　（　　　）
（必ずご記入ください）　□勤務先　（　　　）

ご指定書店（地区　　　）（お買つけの書店名をご記入下さい）　帳

書店名　　　書店（　　　店）　合

5746
[決定版]東洋医学式 女性のカラダとココロの「不調」を治す50の養生訓

愛読者カード 若林理砂 著

＊より良い出版の参考のために、以下のアンケートにご協力をお願いします。＊但し、今後あなたの個人情報(住所・氏名・電話・メールなど)を使って、原書房のご案内などを送って欲しくないという方は、右の□に×印を付けてください。 □

フリガナ
お名前 男・女(歳)

ご住所 〒 -

市 町
郡 村
TEL ( )
e-mail @

ご職業 1会社員 2自営業 3公務員 4教育関係
5学生 6主婦 7その他( )

お買い求めのポイント
1テーマに興味があった 2内容がおもしろそうだった
3タイトル 4表紙デザイン 5著者 6帯の文句
7広告を見て(新聞名･雑誌名)
8書評を読んで(新聞名･雑誌名)
9その他( )

お好きな本のジャンル
1ミステリー・エンターテインメント
2その他の小説・エッセイ 3ノンフィクション
4人文・歴史 その他(5天声人語 6軍事 7)

ご購読新聞雑誌

本書への感想、また読んでみたい作家、テーマなどございましたらお聞かせください。

いる人は、300キロカロリー程度減らしたほうがいいけどもさ)。

挫折するより、ゆるやかに減量できたほうが現実的かなあと思うよ。だって、一カ月に1kg減ったら、1年で12kg減るんだよ。相当なダイエットになるでしょ?

いろんな「太らない食べ方」って、雑誌なんかでも特集されてるけど、基本はカロリーのインとアウトのバランス。収支がプラスなら太る、マイナスなら痩せる、ただそれだけの話です。魔法みたいな方法はないんだって心得ておいてね。

そして、この視点は、ちょっとしたコツになると思う。太りたくなければ、バランスの良い食生活を目指すのですよ。人間って、食事の栄養素が欠けていると、その分余計に食べたくなる傾向がありましてね。「肌荒れしない」の項でも使った図をもう一度見てみてね(22~23ページ)。

エネルギー源になる・血や肉を作る・体の調子を整える。大雑把に考えて、この三分類の食材が全部そろっているようにします。これらのどれかが欠けていると、食べても食べてもおなかがいっぱいにならなかったり、すぐにお腹がすいちゃって間食したくなったりします。

忙しいときにとりあえずおなかをふくらませようとして、菓子パンだけ、おにぎりだけを追加しちゃったり、お菓子類なんかをちょこちょこつまんじゃう人、「エネルギー源になる」の食材だけに偏っちゃってるのがわかりますね。だから満腹感がないのよ。

肉と米、魚と米、肉とパンだけ! とかもよくないね。前者は丼物とか寿司、後者はハンバーガーとかかつサンドとかだね。カロリーだけは大量にとっているのに、あとになってなんとなく小腹がすくでしょ、こういうの食べると。

三分類の一つでも足りないと余計に食べたくなるって覚えておいて。野菜多め、タンパク質しっかりを心がけると、消化するのに時間がかかって、結果的に満腹の状態が長く続くようになるんだよ。こうやって、太りもしないし痩せもしない、自分にちょうどいい食事習慣を探っていくと、栄養バランスもよくなって、肌ツヤも綺麗になって……見た目が老けないってオマケもついてくるの。

劇的な変化をもたらすわけではないし、とっても地味な方法だけれど、流行のダイエット食とか食事法よりもずっと長く、死ぬまで使える息の長い方法だと思うのよ。

25. 旺盛すぎる食欲、どうすれば？

●食事量を目に見えるようにする
●食器を小さくする
●お菓子類は見えるところに置かない
●20分以上かけて食べる

動物を飼ったことがある人、どのくらいいるだろう？　犬でも猫でも、ハムスターでも、金魚や小鳥なんかでもいいんだけど。どんな動物でも、餌をやりすぎるとどうなるか？　あっという間に太っちゃうんだよね。あればあるだけ食べちゃうの。

「野生動物は食べすぎたりしない」って話があったりするけど、そんなことはないです。アレは、食事を摂取するのにものすごい労力が必要で、ふんだんに食べるものがあるわけじゃないから太らないだけ。野生から飼育されるようになった動物は、結構簡単に太りますからね。深海魚なんかだと、とにかく餌と出合う確率が低いもんだから、目の前に何か出てきたら反射的に口に入れるくらいアグレッシブ。

動物って、食べることには貪欲なものなんですよ、元来。生きるためには、食べなければなりません。あっちこっち歩いて、やっと見つけた果実や、生きるか死ぬかの格闘をして捕った肉、すばしっこくて捕まえるのに難儀な魚、季節にならないと実らない木の実。そういうものを、余すことなく食らい尽くして進化し、命をつないできたわけですよ、今生きている種族って。魚でも、鳥でも、獣でも、なんでも。

そんな中、人間は、自分たちで農作物を栽培し、家畜を飼うようになり、とうとう今は好きなときに好きなだけ食べられるようになりました。これで、がっつかなくてもだいじょうぶ！……なんだけど、そんな短期間で、生き物共通に埋め込まれた基本プログラムが変更されるわけもなし。あればあった分だけ食べちゃうのが性。で、欲に任せて食べ続けたら、肥満から各種成人病へと一直線だから、こういうのをどうやってコントロールするのかが問題になってくるのですよ。

あ、そうそう。小食な人をうらやましがるのは若いうちだけ。年とってくると、ご飯をたくさん食べられる人ほど元気で長生きできます。

食欲って消化機能の頑強さを表してんのよね。胃腸が強ければたくさん食べられて、栄養素がたくさん取り込める。食欲旺盛な人だって年をとると食事量は減るんだけど、小食な人も年をとればとるほど、やっぱり食事量が減っちゃうの。そうすると、栄養素が足りなくなっていって、体が弱くなりやすいの。

だから、旺盛な食欲を嫌がる必要はないのだ。適切にコントロールできたら、なにより心強いスペックの一つになります。

『そのひとクチがブタのもと』（ブライアン・ワンシンク著、集英社）という書籍があります。この本は、いかに私たち人間の食欲が、さまざまな要素に操られて、簡単に食べすぎに陥るようにできているかを懇切丁寧に解き明かしてくれるのです。

著者のブライアン・ワンシンクは、軍隊の食事に関する研究者でした。戦場は、爆発音や火薬の臭い、満足に風呂に入れないためきつくなる人の体臭、それを消すための香水の匂い、場合によっては人が焼け焦げる臭いなどが入り交じった、食事をとるにはまったく不適切な環境です。それにもかかわらず、従軍している兵士はアスリート並のカロリーを確保しなければならないという大変な状態なのだそうです。

そんな状況で、いかにして兵士の食欲を落とさないようにするかを研究していたブライアンさんは、「食欲を引き起こすようにしている方法、全部ひっくり返してやれば、食欲がなくなる方法になるんじゃないの？」って思い、実験してみたの。予想は的中。やはりその通りだったのです。

この書籍にはいくつかの方法が示されています。一番大切なことは、**何をどれだけ食べているかをわかりやすくすること**、だそうな。

飲み終えていないグラスに飲み物をつがれると、いったいどれだけ飲んだかわからなくなるでしょ？　そうではなく、1杯ごとにグラスを交換して、何杯飲んだかわかるようにグラスを置いておいたら、「こんなに飲んだ！」と思って自制が利くじゃない？

コレを食事に応用するんだよ。自分にとってちょうどいいカロリー量を割り出す方法は前の項に書いたけど、そこを逸脱しないようにするための方法が**「食事量を目に見えるようにすること」**なんです。

大袋のポテトチップスは、何枚食べたかわからないでしょ。それよりは、個包装の小さいものを一つ、これだけ食べたってわかるようにして食べること。大袋から食べるなら、決まった量を皿に出して食べること。できることなら、大袋は小さいスナックバッグに小分けにして保存すること。

そして、もう一つ。**グラスや皿、茶碗を取り替えること。**

おしゃれなカフェとかで、ものすごく大きなプレートの真ん中にサンドイッチとかその他もろもろを盛りつけているヤツってあるじゃない？　あれ、食べた気がしないでしょ。実際の量とはまったく関係なく、お皿の余白が大きく見えれば見えるほど、人は「足りない！」って思うようになっているんだそうな。

だから、**食事をとる皿を小さくし、茶碗をひと回り小さくして、同じ量を盛りつけてもごっそり盛りつけてあるみたいに見えるようにすること。**グラスに関しては、背の低いずんぐりむっくりのグラスではなく、細長いトールグラスにすること。こうすることで、自然と飲み物を入れすぎることがなくなるそうな。

また、**お菓子類は見えるところに置かないこと。**

冷蔵庫なり、戸棚なり、開けるのにちょっとでも歩いたり、手間がかかるところに置いておくこと。間違っても、デスクの引き出しに入れておかないこと！　近くにある食べ物は、食べてしまうように動物はプログラミングされているからね。

それと……早食いは大食いのもと。

食べ始めて血糖値が上がってくるまで15～20分程度かかるから、それよりも早く規定のひとり分を食べきってしまうと、満腹感が得られずに、追加で何か食べてしまうのよ。外食しているときなんかだと、足りないなあって思って一品追加して、できあがって持ってきてくれたときには満腹になってたりしてね。で、頼んじゃったからって食べちゃうと、おなかは苦しいわ気持ち悪いわで後悔することに。**食事はできるだけ、20分はかけて食べましょう。**

こんなふうにして、食事を自分の目に見えるカタチで管理するの。そうすれば、知らない間に食べすぎて、知らない間に体重が激増……ってことがなくなるし、食べすぎで胃腸を壊すようなこともなくなります。健康な食欲を保って、幸せな老後を迎えられるようにしましょうね。

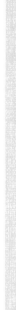

26. 痩せにくくなってきたカラダとどうつきあうか

●30代になるころには……食事量を見直す
●50代になるころには……なんらかの運動習慣をつけておく

年をとると贅肉が落ちにくくなる。ダイエットの効果が上がりにくくなる。これらは、残念ながら本当のことです。基礎代謝は、年齢に従って低くなっていきます。

なんで年齢を重ねただけで基礎代謝が低下していくのか。理由は、生活していく上で動く量は減っていいて筋肉は落ちてくるし、体を成長させる必要がなくなり、もろもろのカラダの機能が低下して使うエネルギーも少なくなるし……ってところ。なんにもしないで、20代のころと同じ食事量をとり続けていたら、あっという間に太っちゃいます。

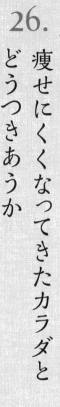

年齢別の基礎代謝の基準を見てみましょう。グラフを見てみるとちょっとぎょっとするぐらい。ずいぶん下がっちゃうよね。そりゃあ、若いうちは何食べても大して太らないし、太ってもすぐに痩せられるわけです。だから短期決戦のダイエットができるんだけどもさ。

私は、生活習慣の見直しはだいたい年齢に応じて3段階くらいあると思ってるのね。10〜20代前半

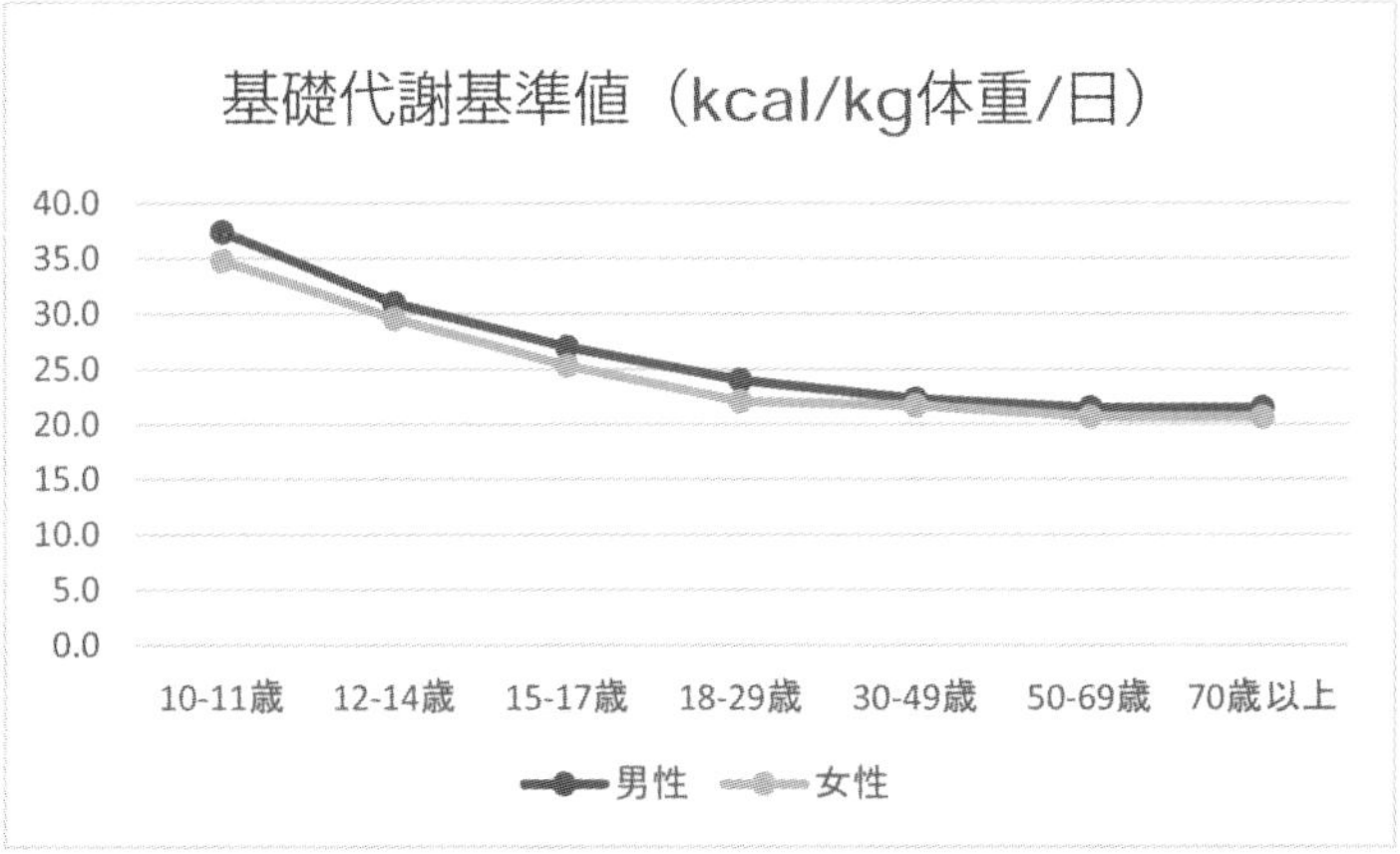

厚生労働省「日本人の食事摂取基準」2015年版より作成

はほぼ必要なし。女性の場合は痩せすぎ、男性の場合は太りすぎに注意するくらいです。

　グラフを見てみると、30代になったあたりから、基礎代謝基準値ってそんなに大きく変化しないのね。だから、このあたりから太り始めるって思ったらいいわけ。まず**最初の関門は、30代の入り口にあります。ここで一度、食事量を見直します。**で、そのレベルを維持して次の関門へ進みます。

　50代に差しかかるあたりまでに、なんらかの運動習慣をつけておきます。もっと年齢が上がってから運動の必要性を痛感することになるんだけど、みんななかなか始めないんだよね。60歳を過ぎると、結構あちこち故障が出始めて、思ったように体力づくりをすることができなくなっちゃうんだよ。だから、遅くとも50代、できたら40代あたりから体を動かす生活習慣をつけておかないとなりません。

　こう言うと、ランニングだったり、ジムに通ったり、ヨガだのダンスだの……さまざまなお教室に行かないとならないのか、と、トホホな顔をする方が多いのですが、そんなことはありません。単純な話、日常で動く機会を多くすることで対応できます。

子供のころは外で遊んでたでしょ。アレが一番いい運動だったわけですよ。スポーツってルールがあるので、そのスポーツの動きに特化した運動になっちゃうのよね。でも、外遊びってなんでもありで、歩く・走る・しゃがむ・転がる・登る・でこぼこや坂のあるところを駆けまわる……などなど、あらゆる筋肉を総動員した動きになるよね。野山が身近にあるならそのへん散歩するだけでもかなりのトレーニングになります。筋肉をまんべんなく使うことになるからね。

平坦な道であったとしても、ウォーキングはちょうどいい運動です。日常的に車を使うことが多い方は、近くに行くなら歩くことを基本にしましょう。短い距離の移動でタクシーに手を上げるより、目的地まで歩く。駅で階段を使う。スーパーの買い物に自転車で行かず、徒歩にする。ほんと小さい運動ですけれど、積み重ねるとバカにならないのですよ。こういうのを毎日少しずつ続けることのほうが、週に一度ジム通いするよりもずっと良い体を作ってくれます。

このへんを面倒くさがらずにやっていくことが、基礎代謝を落とさないためにすごく重要なことなんですよ。そして、やり始めてからしばらくは、体はつらいです。運動を始めると、筋肉痛が出たり、疲労が出たりします。それは、今まで体を使わなかったために、筋力が落ちていて、ほんの小さな負荷でもかなりの重荷になるからなの。ここでくじけちゃう人が多いんだ。「ものすごく疲れちゃってもう動く気がしない」ってね。

そうなってしまう理由は、動きすぎによる、疲れすぎ。自分でもバカなんじゃないかと思えるほど

少ない運動量から、徐々に増やしていかないとなりません。

運動量の設定の目安は、「ちょっとだけつらい」くらいの量。次の日に家事もできなくなるくらい疲れて、嫌になるような量から始めちゃダメ。

だけれど、少しつらくても1カ月は続けること。習慣化するには続けなければなりません。無理なく続けられる量を見極め、しばらく続けて、気づくと……つらくなくなっています。

そうしたら、動く量を増やすこと。このとき増やす目安も、「ちょっとだけつらい」程度にします。

こうやって、少しずつ少しずつ、日常で動く量を増やしていくんだよ。

27. こまめな体重管理

●体重は1kg単位で調整するつもりで
●理想的な体脂肪率は男性15〜25％、女性20〜30％

この間、患者さんと話をしていてね。体重がどのくらい増えたときにやばい！　って思うのか？　って話。その方それなりに大きい人なのですが、「3kg！」っておっしゃったのですよ。

私、瞬間的に「その単位ありえねえ！」って。あまりのことに、患者さんに対してなんつー口の利き方を！　一呼吸置いてから、「3kgってだいたい新生児ひとりと同じですよ？」って言ったらその方、サーっと血の気が引いたのでした（苦笑）。

時々冗談で下っ腹を指しながら「永遠の妊娠5カ月」とか言ったりするけど、5カ月どころか生まれちゃうからね、重さが3kgもあったら。……はい、ではこれからは3kgは「イチ新生児」という単位とします。

で、まったく別の日。ウチには、かなり大きめの方が来院しています。3kgのたとえが衝撃的だったから、これはいいかもしれないと味を占めた私。平均体重から20kgオーバーの方には「それ、6歳児ひとり分……」って言いましたです。だいたい6歳児は20kgくらいです。言われた方は気が遠くなったようです。なんだか魂が抜けたような顔をなさって「痩せます……」と帰られました。はい、今から、20kgは「イチ6歳児」という単位です。いいね、勝手な単位（笑）。

いいですかー。3kg＝イチ新生児。20kg＝イチ6歳児ですよー。……毎日だっこして移動するだけで相当な重労働です。この重さが24時間365日、ずっとずっとカラダにまとわりついているとしたら、恐ろしい話でしょう？

単純な話、ボディを適正な重量に保つだけで、一日を過ごすのに必要なエネルギーって減るんだよ。疲れやすくって……って方で、体重が重すぎる人。痩せましょう。それだけで、動ける量は増えます。

かなり長い間見せていただいている日本舞踊の先生、「このところひざが痛くて」とおっしゃるから、「なんか最近先生、太りません？」って単刀直入に言ったんですよ。そしたら、「そういえば最近体重計に乗ってないわ」と。

家に帰って体重を計ってみたら、卒倒するかと思った、と。人生で一番重い体重を記録したそうです。60代女性ですが、この方、日本舞踊の先生をやっているくらいなので、美意識は相当高いのです。集中して2カ月で5kg落としてきました。そうしたら、「ひざが一切痛くならなくなったのよ。先生、言ってくださってありがとうございました」と感謝されました。

太るのは一瞬です。ありえない単位で体重を増やしてしまう場合、カラダに向けるまなざしの精度は低くなっていて、目盛の幅が大きすぎる状態なんだなと思いました。

私は自分の体重は500gから1kg単位で管理しています。増加したときは食事量を抑え、低下したときは食事量を増やします。１kg程度の単位で調整を加えてやれば、強烈に太ることはありえないんです。

３kgも増えるまで放置したら痩せるのが大変なのは当たり前でしょう。イチ新生児がカラダにくっつくまで置いとくなんて。ダメ、ゼッタイ。いわんや、６歳児ひとり分をや……。

あと体脂肪率ね。男性15〜25％、女性20〜30％でお願いします。このくらいにしておくと、東洋医学で病気の原因とされる、「風邪・寒邪・暑邪・湿邪・燥邪・火邪」に対する防御力が適切に働きます。

これらは東洋医学で天候変化により体を害するとされるものです。体脂肪率に関係するのは、特に風邪・寒邪ね。冬場の寒さに耐えるためには体脂肪、どうしても必要なの。脂肪は熱を伝えにくいので、断熱材の役割を担っています。なので、体脂肪率が低すぎると風邪をひきやすくなります。

東洋医学の冬場の風邪の原因って、この「風・寒」が一緒に体に入り込んで、風寒邪となって体内を駆け巡るから起こると考えるの。だから、適切な体脂肪率ってのも結構大切なことなのです。

また、脂肪＝断熱材だから、体脂肪率が多すぎる状態＝肥満の場合は熱が逃げにくくなって、夏場暑くて汗だくになるのですよ。太った人って汗かきやすいでしょ。あれは、体内の中心部にこもった熱をなんとかして下げようと、カラダが必死で汗をかいているのです。正常なカラダの反応なので、この場合の汗っかきは、痩せないと治りません。

ええと、私は身長１６５cm、体重は57〜58kgを推移。撮影用に絞る場合は56kgにします。55kg台まで落とすと寒さが身に沁みます。体脂肪率は22〜23％程度。この範疇くらいになるよう、細かい調整を加えています。

人それぞれ、どの程度のスペックにしておくと調子がいいかは違っています。自分の体はどのへんが調子いいか、微調整して観察してみてください。

28. 動けるカラダを作っておこう

「私は太ってもいいから、動きたくないの」って人もいるかもしれないね。その場合、年をとってからものすごく苦労することも視野に入れてほしいです。「私は不摂生を盛大にやって、ぽっくり死ぬからいいのよ」ってよく聞くんだけどもさ。たいてい、ぽっくりではなく、倒れて不自由なまま生きなきゃならなくなる。現代医学は、かなりの確率で人を救える医学です。そうそう簡単には死ねないんだよ。

元気に生ききって死ぬためにこそ、健康なカラダは必要なの。足腰が弱ってしまうと、年をとってから自由に動くことができず、結果、楽しめることも減っちゃう。

年とると時間だけはあるからさ、暇なんだよ。ウチの母方の祖父母見てて思ったもん、大好きな趣味と、丈夫な足腰とがあれば、老後は楽しいって。その上、できたら友達もいると最高ね。これは祖母のほうがうわてだった。友達たくさんいたから、よくもまあと思うほどあっちこっち楽しそうにお出かけしててねえ。ある冬の日、自転車で寒空の中漕ぎ出して、ぱったり倒れて亡くなったわよー。幸せよね。

「流水不腐、戸枢不蝼」って言葉があります。流れる水は腐らない、扉の木軸には虫がつかない……って意味。中国の古い文献『呂氏春秋』に出てくる言葉。動いているものは劣化しにくいって喩えですが、人間にも当てはまります。

そもそも人間だって動物なのです。野生動物は、怪我や病気で物理的に動けなくなった場合、ほとんどが死を迎えます。動けるか、動けないかは、動物にとってまさに死活問題。動けるカラダを作っておかないと、あとでえらい目に遭うと心得ておいてください。

二つ前の項で日常的に動く量を増やすことで、基礎代謝＝筋力を作る方法についてお話ししたけれど、もうワンランク上を目指してみましょうか。日常生活動作を稽古に仕立て上げることで、衰えない動きを作ることが可能です。

29. 日常動作は稽古と心得る

●日常生活に含まれる運動量を意識的に増やす
●坐骨、首、肩甲骨、頭をちょうどいい位置に置く

「運動してくださいね」と、臨床でもよく指導をしますが、この言葉を聞いた瞬間にカラダに緊張が走るくらい運動大っきらいな方ってほんと多いんですよね。

「運動」……なんとも言えない苦い思い出がよみがえる言葉。私だって、運動嫌いですよ。ホント大っきらいだったです。長距離走・体育祭の組体操・徒競走・スポーツテスト……、幼稚園から小学校低学年のころは体育の授業がある日は休んじゃおうかっていうくらい。小学校中学年くらいになって、身長と筋力が釣り合うようになり、運動能力は格段にアップしましたが、それでも運動に対してのイヤーなイメージは消えず。

しかし、高校時代に武術研究家の甲野善紀先生と出会うわけです。甲野先生に出会って、カラダの動かし方に関する「運動」のイメージがガラっと変わったのです。先生に出会ってからかれこれ何年だ……え、20年!? ヤダー、年とるわけよね。

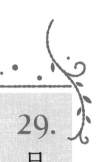

これに関しては暴露話がありまして。甲野善紀先生と出会ったのは、当時付き合っていた同い年の男子が私を池袋コミュニティ・カレッジに連れていったから……なんですが、コイツがDV男だったのよ！　顔を殴られてメガネ吹っ飛ばされたり、なんだかんだありましてねー。だけど、最後の最後、別れ話の際に相手が刃物持ち出しそうになったとき、瞬間的にタックルかまして床に引きずり倒し、手近にあった電気コードで手足を縛って転がして無力化、今までのことをつらつら思い出し、なんか妙に冷酷な気分になり、「これどうしようかなあ……担いで外に放り出しちゃおうか」って思って眺めてました。その後懇願されたので手足を解いてやって家から追い出し、見事別れました。

これ、古武術やってたおかげだと思うんだけど。自分が連れてった武術研究家の稽古で彼女が劇的に強くなってて、別れる際に死ぬような恐怖を味わう……なんて、皮肉な話よね。

運動っていうと、ジムに行くとか、レッスンを受けるとか、そういうイメージがあると思うけれど、それよりも古武術の体の動かし方を取り入れて、それを実践することで日常生活を全部稽古にしちゃったほうがいいです。

毎日起きて活動している時間が17〜18時間あるわけです。週に2時間程度ジムやレッスンに行ったりしても、たかが2時間。それよりずっと長い時間、毎日歩いたり動いたりしていますからね。**日常動作を稽古に仕立て上げることができたら、かなり運動不足が解消できるわけです。**

単純に運動量を稼ぐなら、エスカレーターやエレベーターを使わず階段を利用することや、お買い物に出るときに歩くことが挙げられます。

最初からあんまりハードル高くすると挫折してしまいますから、階段を使うのも今までエスカレーターやエレベーターを使っていた分の半分くらいを階段に変える、買い物に行くとき自転車を利用していたのを2回に1回は徒歩にする……なんて感じでOKです。床掃除をモップにしていたのをたまにぞうきんがけに変えるだけでもけっこうな運動量になりますしね。

こうやって、日常生活に含まれる運動量を意識的に増やすことからまず始めます。あまりにも動かない生活だと、稽古以前の問題で、どうにもなんないからね。

運動量を増やした地点から、「稽古」が始まります。なんでトレーニングとか運動とかって言わないようにしたのかというと、そのへんの語彙にアレルギー起こすかのようにバッドイメージを持っている方が大量にいるからなんですよね。「稽古」っていうと、あんまり馴染みがないのでなんとなくすんなり受け止められるみたいで。それになんか、体育会系の暑苦しい感じじゃなく、涼やかでぴしっとシャキっとした感じするでしょ、「稽古」って。

胸やおしりが垂れないように、首のシワが増えないように……って考えたとき、一番大事なのって骨盤が立てられているか・頭と肩甲骨の位置はどうなっているかどうかだなあと思う今日このごろ。

いろんな稽古がありますが、ここだけはマスターしましょう。

骨盤を立てるのにどうしても必要な感覚が、坐骨結節の位置。坐骨結節、どこにあるかわかりますか。「むくまない座り方」の項で解説した、坐骨の一部です。左上の図の点線が骨盤の軸、その真下、色のついている部分が坐骨結節。この軸を立てた状態を「骨盤が立つ」と呼んでおります。坐骨結節が

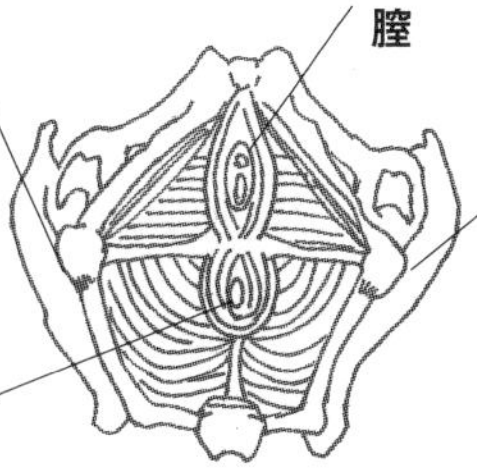

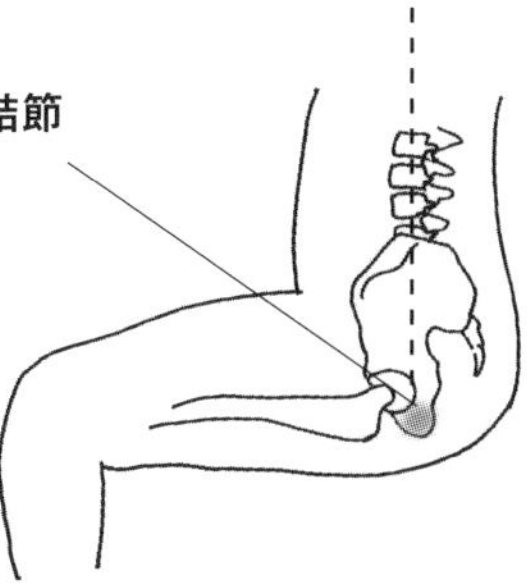

真下に来るのがわかるよね。直立していても、椅子に腰掛けていても、坐骨は真下にきます。この骨の位置を自覚するのが一番初めの稽古です。

坐骨結節は、外性器の方から見ると、会陰の真横あたりに位置します。会陰って、肛門と膣口の中央にある部分ね。だから、女性の場合は膣口が真下を向くような感覚で直立したり、椅子に腰掛けたりするとちょうどこの骨が真下を向いてくれます。硬めの椅子に座るとよくわかるのよ、骨が当たるから。

カラダを傾ける際は腰椎ではなく必ず股関節から屈曲し、この骨のカーブにしたがって、揺り椅子みたいに前傾・後傾するのです。座って前傾・後傾すると、骨のカーブがよくわかります。

この骨の位置を意識して生活することができると、腹筋と背筋のバランスが良くなり、腹がひっこんだり、おしりが上がってきたりします。「私はおしりの丸みがなくてー。長時間座っているとおしりが痛いんです」って方。それは、この骨で座れていない証拠です。しばらく坐骨結節で座るように稽古し続けてください。おしり、丸くなってきますから。

ものすごーくカラダが硬直している人じゃなかったら、骨盤が

〈頭の上から肩を見下ろすと〉

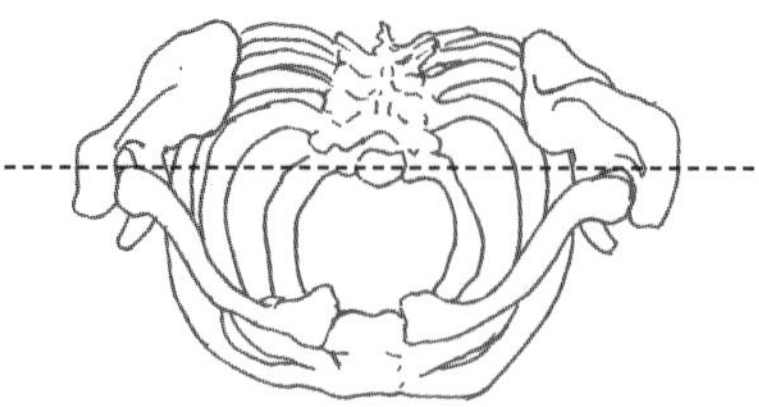

立つだけでも首のシワって減るんだけどもさ……ホントよ。だけど、ほとんどの方に肩こり・首のこりがあるのが普通。この場合、**首と肩甲骨の位置をちょうどいいところに置いてやらないと首のシワが消えません。**

肩甲骨のちょうどいい位置ってどこだかわかります?

上の図は、頭のてっぺん側から肩を見下ろした図。肩先の一番尖ったところは、背骨の真横あたりに位置します。相当後ろだって、わかる?

この位置に肩先があるとき、肩甲骨や鎖骨、首の位置もニュートラルになるんだよ。肩はずいぶん後ろにある……って理解した上で、この位置に肩を置くにはどうしたら良いかというと、体の前と後ろの筋肉をある程度ほぐせば勝手にこの位置に入るんだよ。そうじゃない位置に入っているのは日常生活の動作に問題がある証拠なんだけどもさ。鏡で見て確認してみよう、たいてい肩は前に入っちゃっている。簡単な体操でほぐしてみようか。

⑤、⑥は壁に向かって手をついて同じ体操を行うことが可能です（次ページ参照）。全部ひと通り行うと、肩が後ろに引っ張られたみたいな感じになると思う。もう一度鏡で見よう。先ほど鏡で見て確認した状態より、ずっと後ろに来ているはず。この位置に肩が入ると首が長くなったみたいに感じます。

肩の位置が決まると頭の位置も決まるんだなこれが。ちょうどいい頭蓋骨の置き場所はというと、耳の穴から下に垂直にラインを引いて、肩の先端に当たる位置です。首のこりが強い人は、先程の体

〈肩の位置を正しくする運動〉

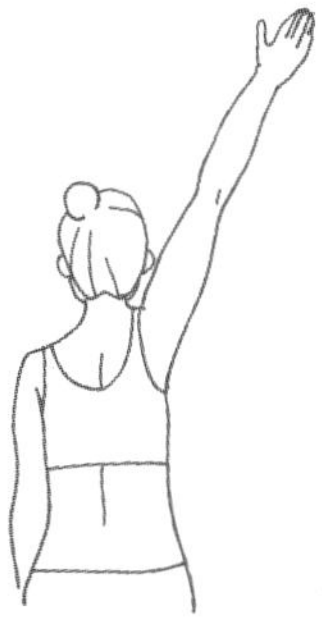

① 肩を上げずに片手ずつ挙手

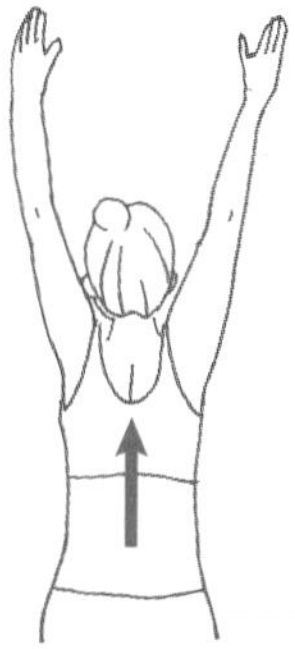

② その状態から息を吐きながら肩甲骨を上げて腕を思い切り上に伸ばす

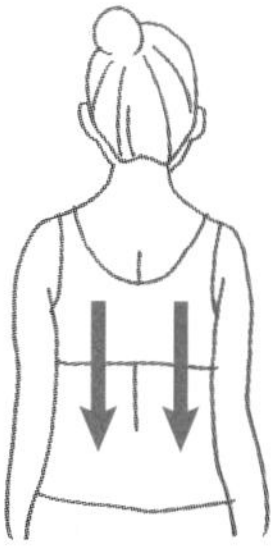

③ 力を抜いて下にだらんと手を下げる。そこから息を吐きながら肩を押し下げて肩甲骨を下げる

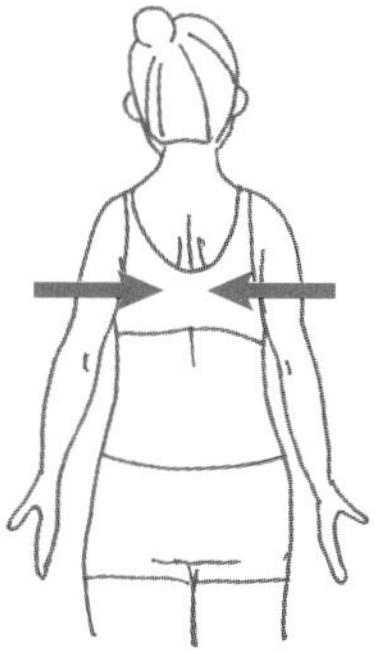

④ だらんと手を下げた状態から、息を吐きながら手のひらが外を向くように思い切り返し、肩甲骨の間を寄せるようにして胸を張る

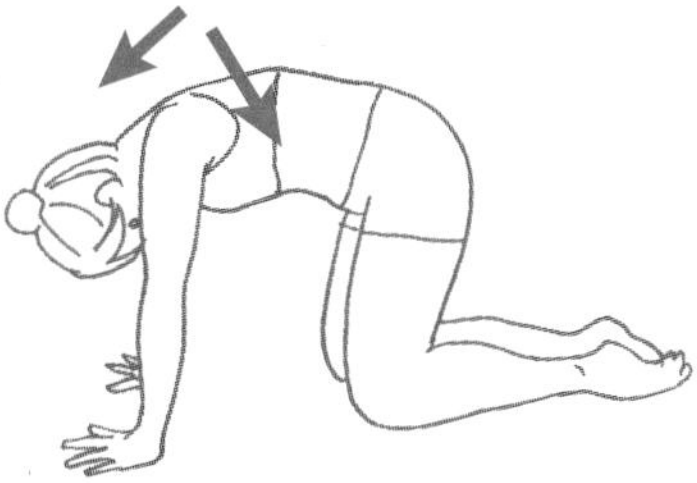

⑤ 床に四つん這いになり、息を吐きながら腕を突っ張るようにして肩甲骨の間を思い切り広げる

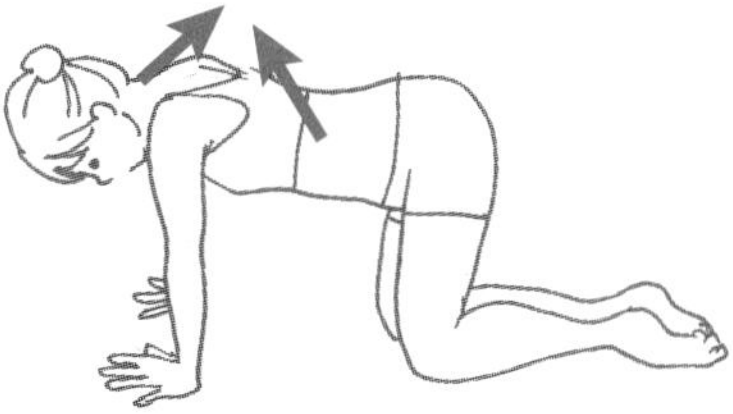

⑥ 同じく床に四つん這いになったまま、息を吐きながら今度は肩甲骨の間を思い切り寄せる

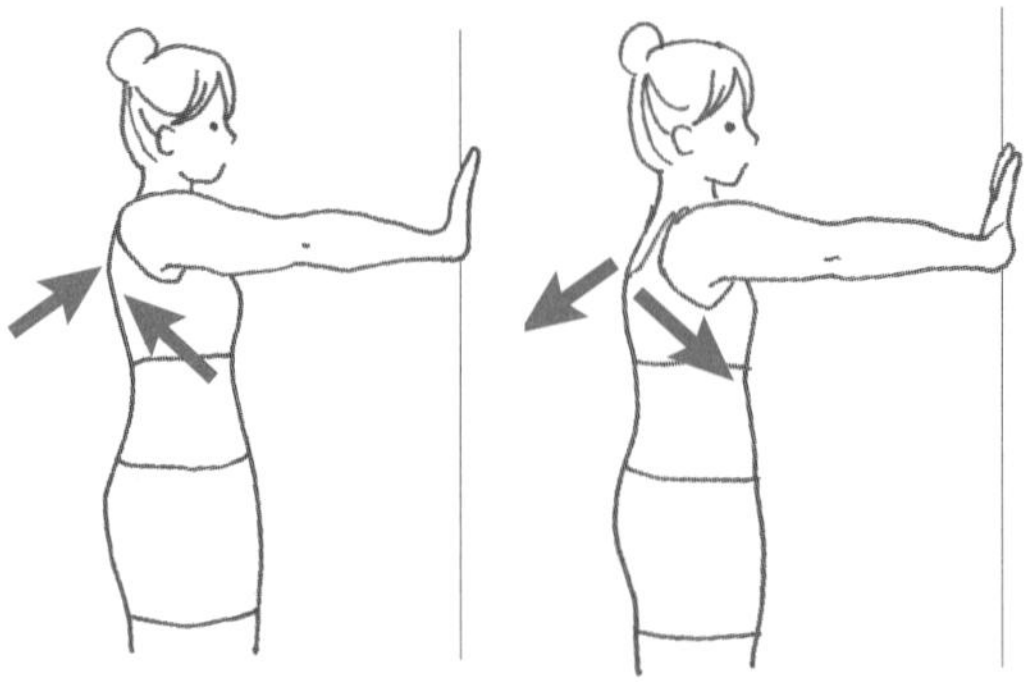

全部ひと通り行うと、肩が後ろに引っ張られたみたいな感じになると思う。もう一度鏡で見よう。先ほど鏡で見て確認した状態より、ずっと後ろに来ているはず。この位置に肩が入ると首が長くなったみたいに感じます。

前ページの体操5、6は壁に向かって手をついて同じ体操を行うことが可能です

操をしてから、上記の運動を。

ここまで行うと、たいてい首もニュートラルな位置に入ります。鏡で見て確認してみて。

今までのは体操。ここからさきが稽古。この感覚を、日常生活の動作の中でも失わないようにしてやるのですよ。さまざまな動作を行っていると、あっちこっち固まってきますが、ひと呼吸して、**坐骨・肩甲骨・首・頭の位置を確認し、余計なところに力が入っていないか確認。**そこを意識してゆるめ、また動作に戻る。これを、一日のうち何回も行うわけです。気づいたら、何度でも。

日々の雑多な運動量を増やし、カラダの各部位をちょうどよい位置で使ってやること。ものすごく地味な「稽古」なんですが、これを日々じわじわ続けてやることで、本当に姿形が変わってきます。結局、たたずまいの美しさって、生半可なトレーニングでは身につかないんですよ。日常生活の動作から鍛えてやらないとね！

〈頭の位置を正しくする運動〉

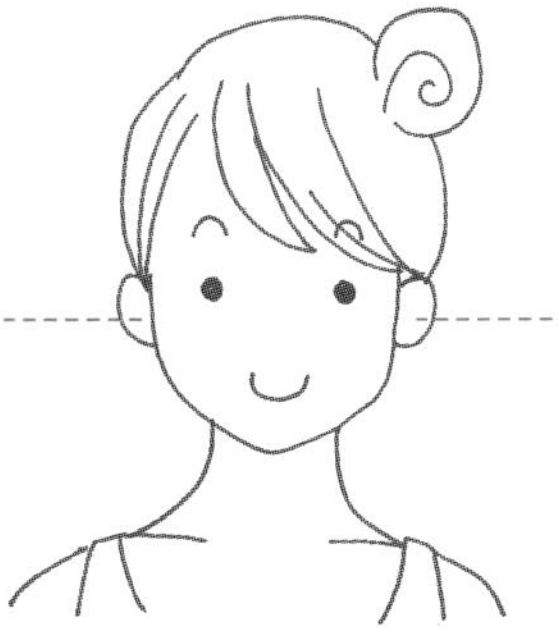

耳の穴をつないだところの芯棒を意識

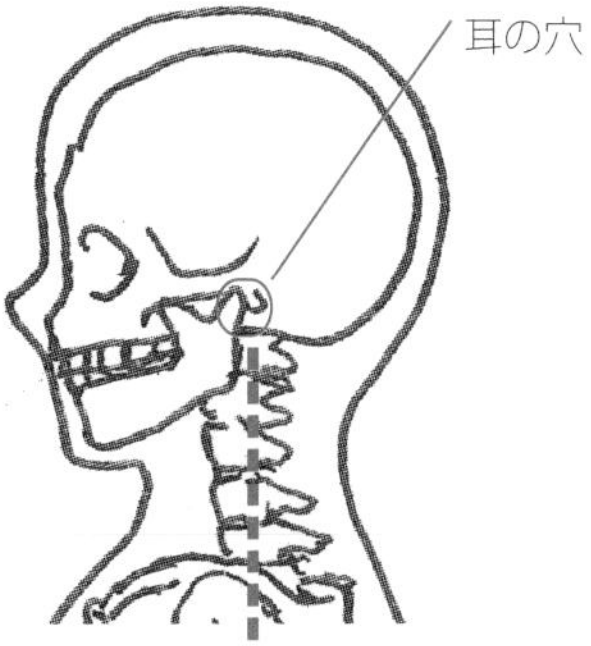

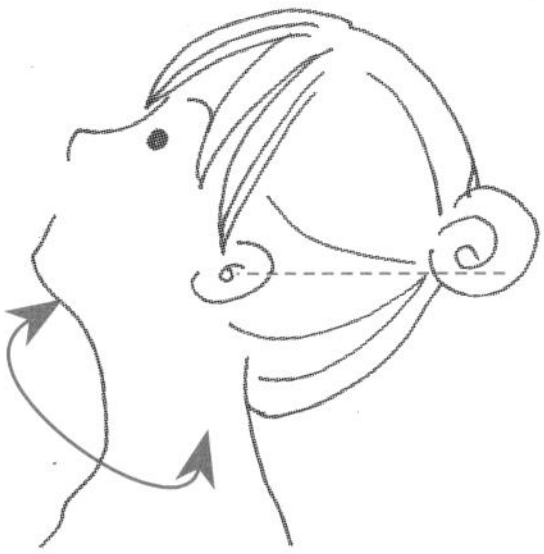

顔をゆっくり上げて、その状態で首をゆっくり左右に振る

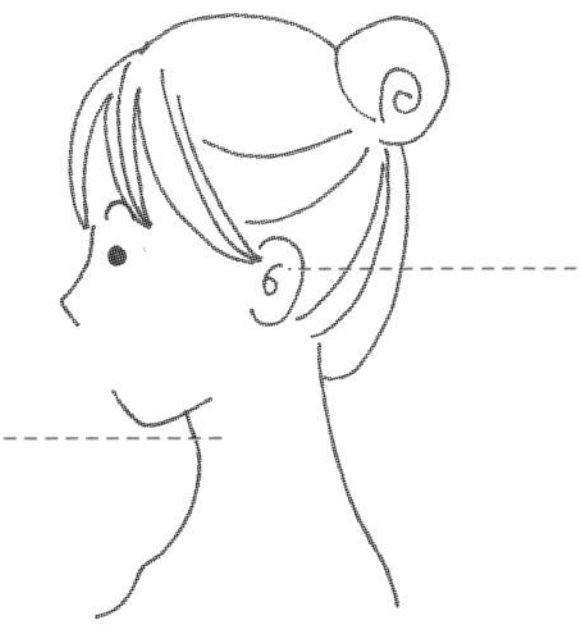

耳の穴をつないだところの芯棒を意識して、上顎が床と水平になるであろうところまで顎の位置を戻す

30. 痩せても、美しくない

現代日本では、「細い＝美しい」ということになってますね。これは、誰も異存がないと思います。

美の基準は時代ごとに違っており、昔はもっとふくよかな方が美しいとされていて……云々はよく言われることです。たいていの場合、「だから、美しさは流行であるのだからして、そんなモノに合わせて太ったり痩せたりはナンセンスだ。もっと健康的な体を手に入れるべき」と論を終えます。

でも、そんなことは知ったこっちゃないのです、女性たちは。

流行だろうがなんだろうが、ウエストが細いほうがいいと言われれば、コルセットで締め上げ、場合によっては一番下の肋骨を左右1本ずつ取り除き、小さい足が美しいと言われれば纏足をし、歯並びが良いほうが美しいと言われれば歯を矯正するだけではなく、削って差し歯に全部取り替えたり、まゆを剃り落としやたら高くて左右に離れたところに書き換えたり……美しいと賞賛されるならば、およそなんだってする。たとえ悪魔に魂を売り渡すのだとしても、絶世の美女になれるなら……と、思う女性はたくさんいるのです。

文字通り、骨身を削って血がにじむ努力をして。そうやってスリムなカラダを手に入れて。でも、あれ？　美しくない!?　ってことがあります。

左の写真は、イタリアの反拒食症キャンペーンのポスターです。モデルは、イザベル・カロ。身長は１６５cmで体重は33kg程度だったと言われています。思春期のころから拒食症を患い、28歳の若さでなくなりました。

たいていのトップモデルたちは、１７５cm前後の身長で体重は40kg台です。だから、身長体重比で考えるのであれば、ほとんどのモデルさんたちが、イザベルと同じような比率で、職業上は、彼女が特別というわけではない。それはそれでとてもこわい話です……私たちが目にするトップモデルたちは、全員痩せすぎということだから。

さて。次の写真を見てください。これはコンテンポラリーダンスの最高峰を築いた、ピナ・バウシュの写真です。ものすごく細いですよね。けれどイザベルと違って、強い美しさを感じ

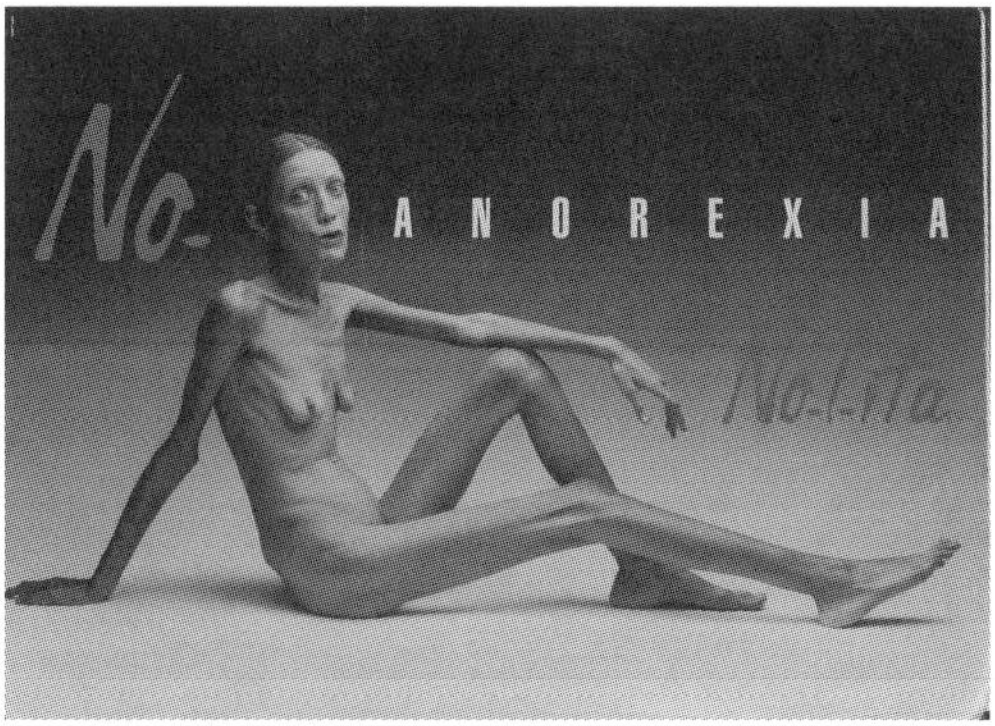

©AFP＝時事

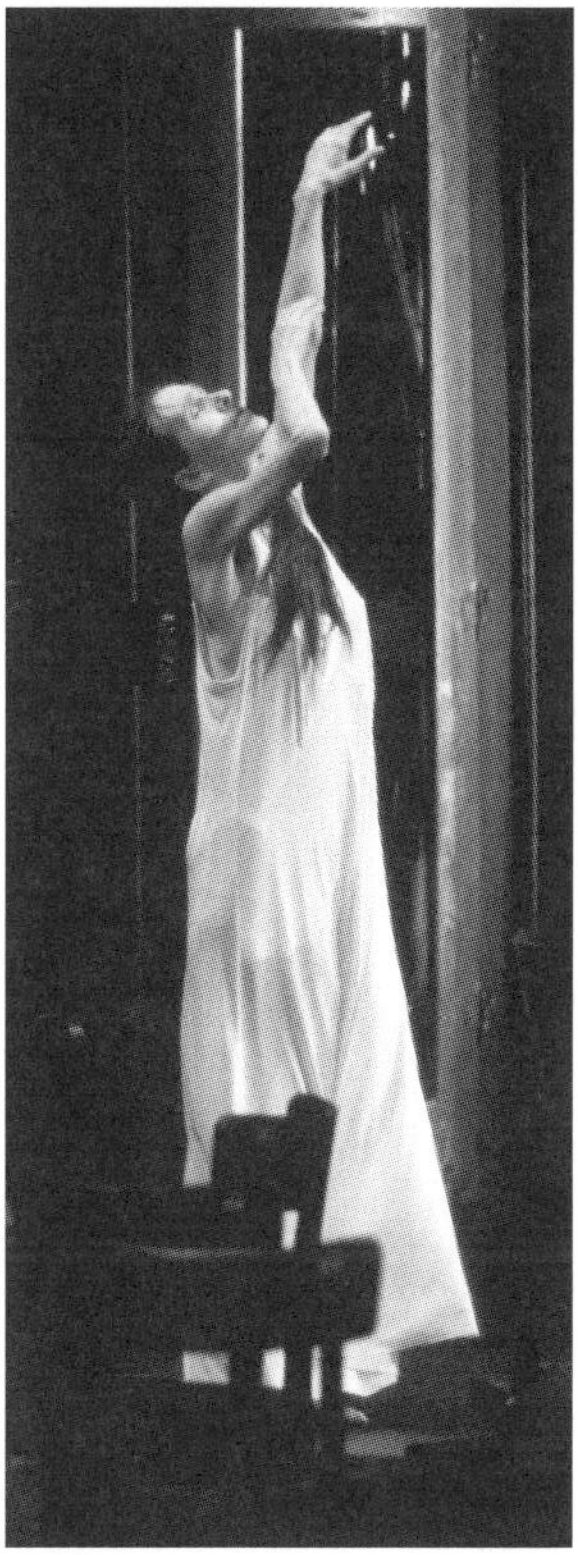
© 時事通信社

られないでしょうか？

ピナは、がんの告知を受けて5日後に68歳で亡くなりました。かなりのヘビースモーカーであり、このカラダの細さを見てもわかるように、決して健康的であったとは言えない人物です。

美しいか、美しくないか。違いはどこにあるのか。

答えは、カラダのバランスです。体の軸がきちんと通っているか、通っていないかの違いです。どんなに細くても、体に重心線が通っていないとまったく美しさが感じられないのです。ということは、太くても軸が通っていることによって美しさを感じられるフォルムがある、ということです。それって、どんなものなのでしょう？　一番端的な例を挙げましょうか。

はい、ミロのヴィーナスです（左）。見るとわかるように、結構太いのです、彼女！

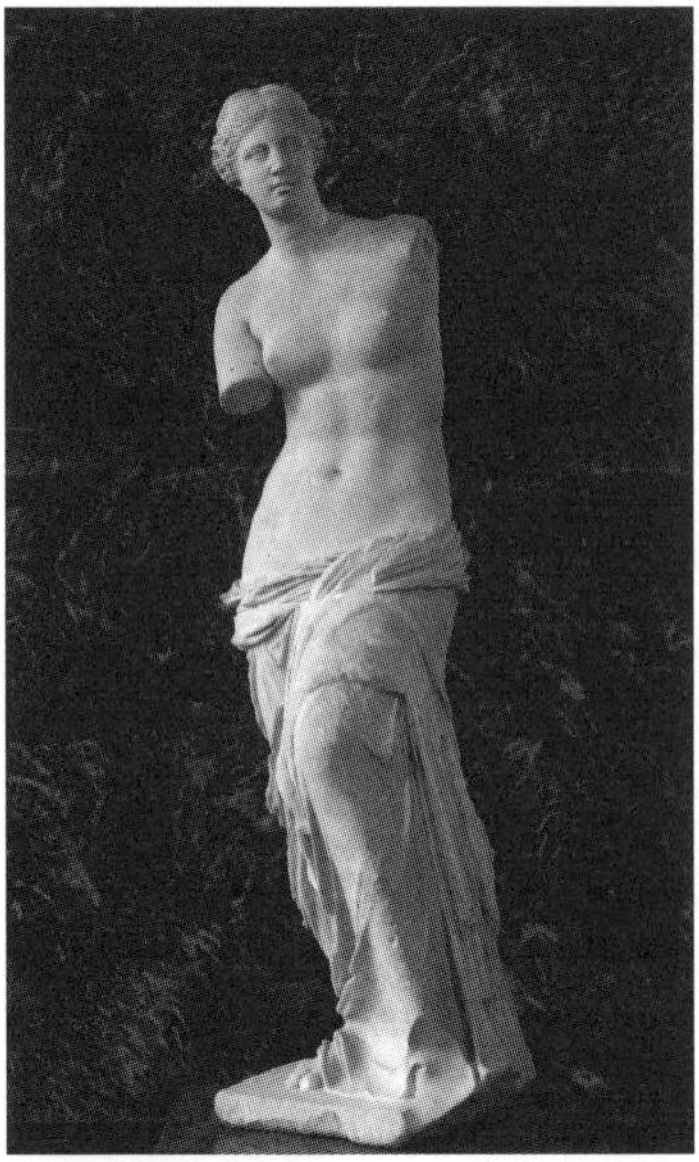

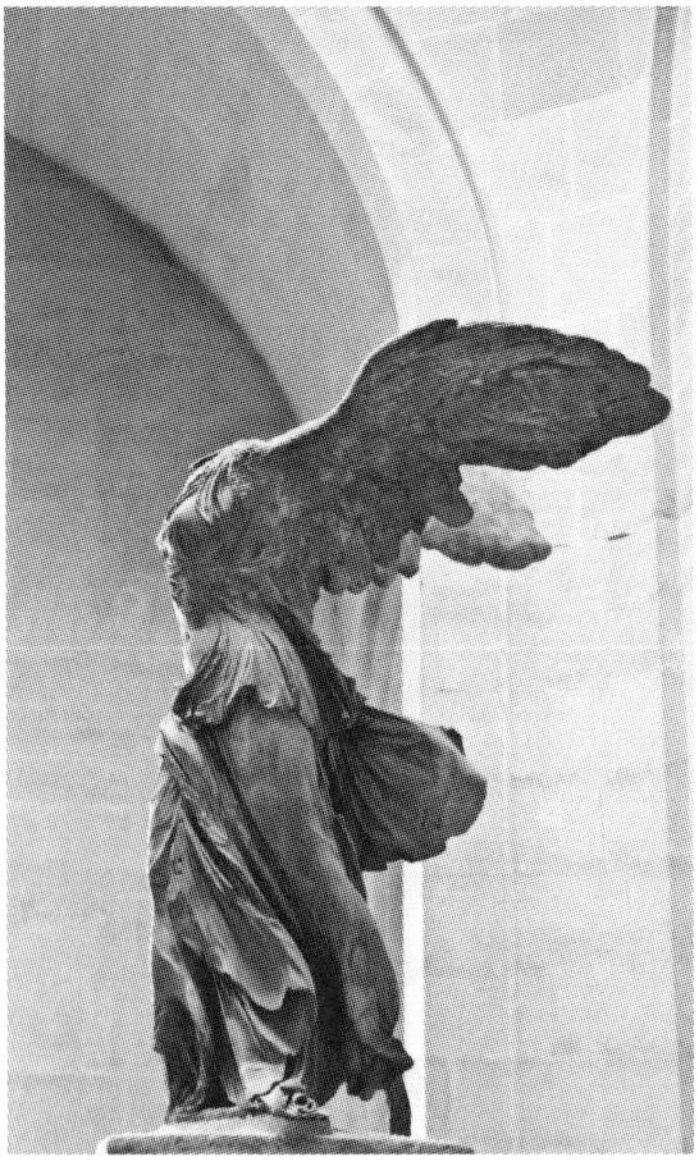

ともに ©123RF

さらにもう一つ。これはサモトラケのニケ。脚、太い！

ミロのヴィーナスも、サモトラケのニケも、実際の人物としてとらえると、かなり太めの体格だと思われます。しかし、ローマ時代から現代に至るまで「これは美しい！」と評価されてきているのは疑いようもないこと。太いか細いかとはまったく関係なく、それって、永遠の美って言えるんじゃないのかと私は思うのです。

何をどうしたらいいのか？　必要なのは、カラダの各部分に「軸」を通すこと。ただそれだけのことです。

「軸」とは、体が持っている一番自然な形を変形させないための、重力に従ったライン＝重心線のことです。胴体の軸を決めるところ、それは頭と首の接合部分と、骨盤にあります。手足の部分はとりあえずは無視して構いません。ボディがしっかり軸を通せれば、手足は自動的に軸が決まってくるようになっていますから。

こちらは頭蓋骨と頸椎の図です。耳の穴のちょうど真下あたりに首と頭の接合する部分があります。みなさん、首ってもっとうなじに近いところで頭とつながっていると思ってませんでした？

実は、意外に前のほうにあるの。

こうして書き込んでみるとわかりますが、重さがちょうどバラ

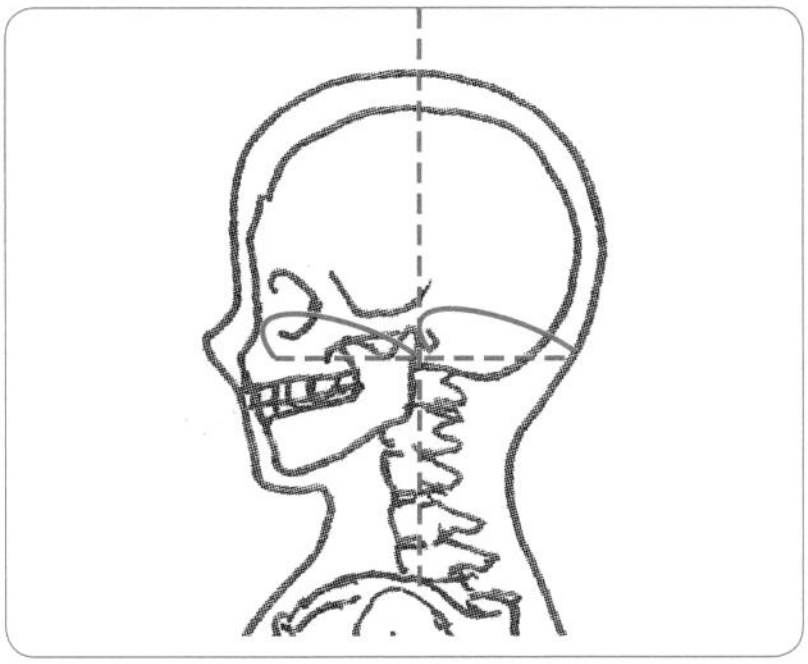

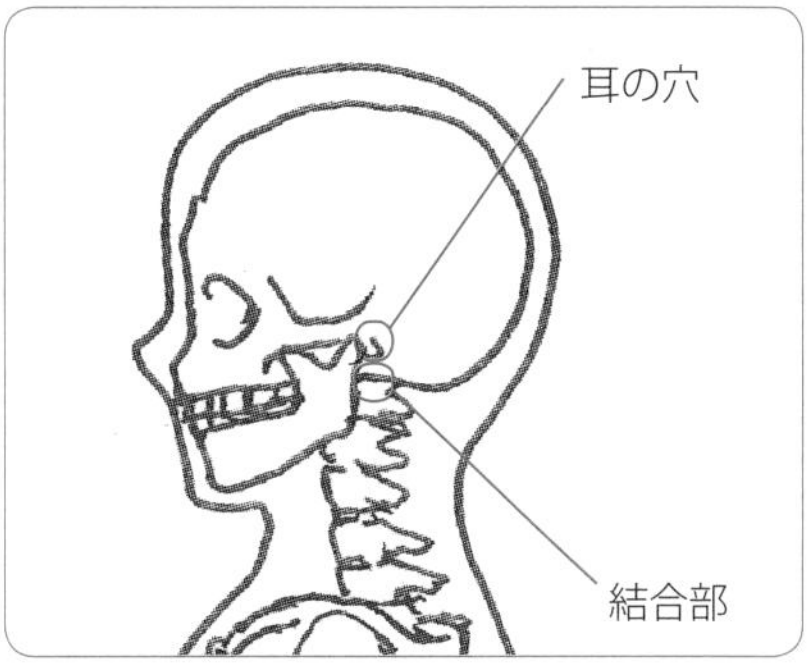

ンスしそうな位置に首と頭の接合部があるのが、感覚的にわかっていただけると思います。逆に言えば、もっとうなじのほうに接合部があったら、頭が前に落っこちないように一所懸命首ががんばらなければならない気がしませんか？　そんなふうにならないように、生き物の体はとても合理的にできているのです。

さて、もう一つの決め手、骨盤です。

骨盤、骨盤って言いますが、一枚板の骨ではありません。仙骨と尾骨、それと寛骨。寛骨は、腸骨、坐骨、恥骨の三つが癒合してできた骨です。これらを一括して「骨盤」と呼んでいます。

腰の骨（腰椎）との接合部からまっすぐ坐骨結節の方へ線を引くと、それが骨盤の中に通る重心線になります（151ページ参照）。

首と頭蓋骨の接合部の一点と、骨盤の中を通っている重心線の延長がぴったり重なるように結んだラインが、体の「軸」となるのです。

それでは、前回使ったイザベラとピナ、ミロのヴィーナス、サモトラケのニケの写真を利用して解説していきましょう。

ピナの立ち姿の写真にも同じく軸を通してみましょう。首を傾けていても骨盤内を通る軸とぴった

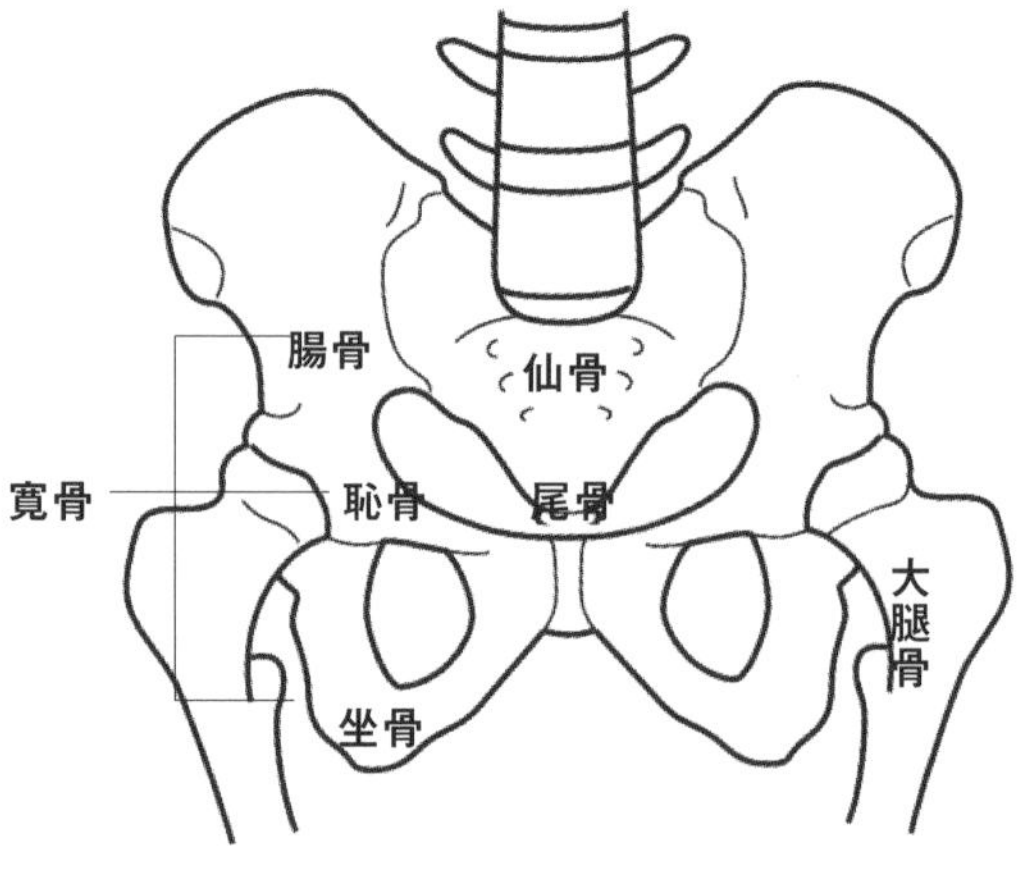

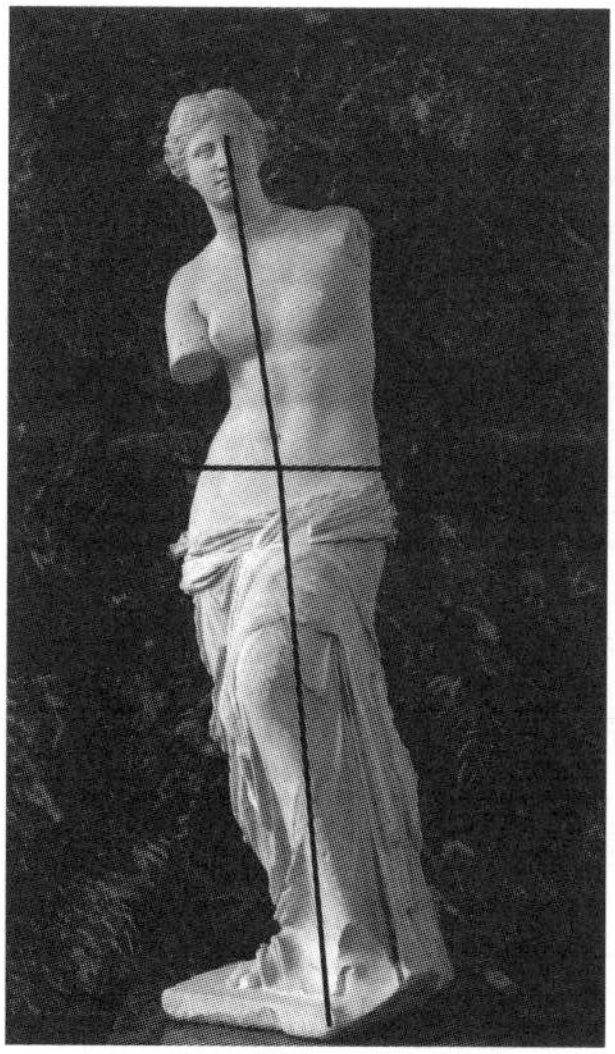

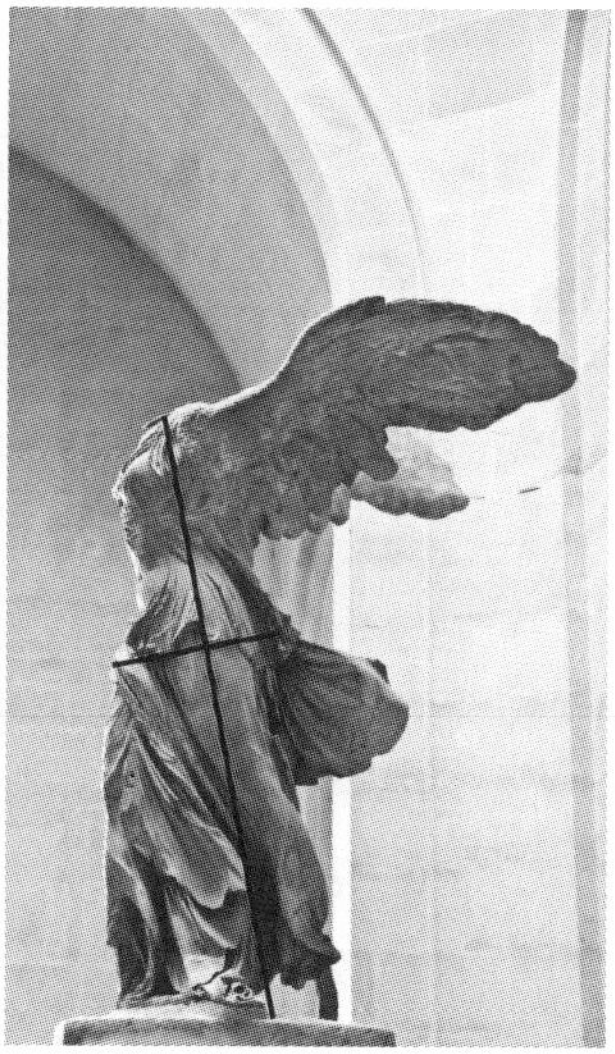

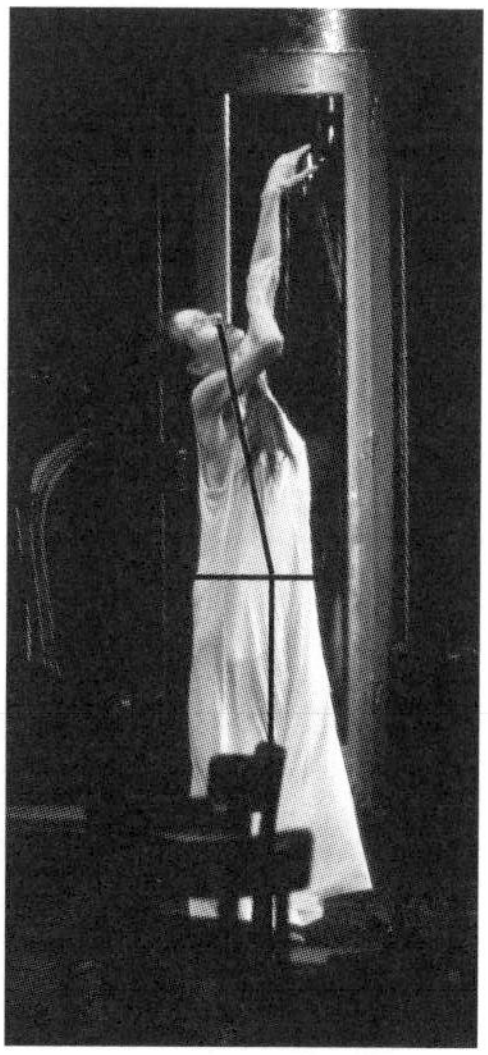

り重なっています。

次はサモトラケのニケ。彼女は首がなくなっているので、残存している首の一部から仮想の頭を図の中に想定しています。彼女の軸はこのあたりにちゃんと通っています。

最後はミロのヴィーナス。彼女の場合は少し胴体をねじっているので、軸が斜めに走ります。それでもきちんと軸は美しく胴体の中を走り抜けています。

さまざまな動作を行う際にこの軸をできる限り通すようにすることが、何より美しく見える方法です。鏡を眺めて、自分の首と頭の接合部がどの辺にあるのかを確認し、また、骨盤を触ってみて、どこに坐骨があるのかを確認。この二つをぴったりと重ね合わせるように立ってみましょう。

首がふっと長く見えるようになり、おなかがへこんだりしませんか？

下腹部がぽっこりしていてすごくイヤだとか、首が太いとか……、そのあたりの悩みのほとんどが軸を通せていないことが原因です。軸がきれいに通せた場合、体の余計な力も抜けます。あちこち力を入れて軸を通す必要はまったくありませんし、変な力が入るようだったら軸が通せていない証拠でもあります。なぜなら、「軸」を通した状態がもっとも重力にしたがって胴体を使った状態になるから、最小限の力で体を支えることができるのです。

時たま全身鏡を使って自分の胴体に軸が通せているかどうかを目で見て確認してみてください。視覚で確認することが何より大切です。街中で自分の姿が写るものがあったらその都度確認。歩きながらも軸が通っているかどうかよくみてやってください。

第6章

元気になる
魔法をかける
セルフケア

31. 朝の元気の下ごしらえ

「風邪をひくとだいたい一カ月くらいダメ」って話、よく聞きます。それは、食い止めるよりもずっと前にやるべきことがあるのを知らないから止められないのです。体調悪化してから華麗に治すより、未然に防ぐほうがかっこいいですが、それには毎日やっておくべき習慣があるのです。

それは、なんでもない日でも必ず、体調を把握すること。私が朝、必ず行うのが「舌診」です。これは、東洋医学の診断方法の一つで、舌を診て体の状態を把握するものです。私は、まず、起きたらすぐに舌をチェックしてスマホで写真を撮影します。それから、かるく常温の水で口を濯いで、温かい飲み物を飲む……という習慣になっています。起きてすぐの舌診によって、その日の体調が把握できるのです。

ここで大切なのは、毎日見ておくこと。普通の体調のときから舌を見ていないと、体調が崩れたときとの比較ができません。私がスマホで記録しておくのもそのためです。毎朝の舌診が習慣づいてくると、「あれ、いつもと違うな」という舌に気づくことができます。実はそこが、体調が崩れ始める起点です。たぶん、舌がいつもとちょっと違うくらいの時期は、体の状態は特に異常がないと思います。このときにいつもよりもしっかり養生することで、体調が悪化するのを未然に防げるのです。

・いつもより白い＝冷えています。温めましょう。
・いつもより赤い＝熱がこもっています。表面に苔がない場合はよく睡眠をとること。苔があってさらに赤い場合は熱を冷ますようにミントや柑橘類、海藻などを食事に取り入れます。
・表面がテラテラ光る＝前日か前々日に食べすぎましたね？　食事を控えます。
・苔が黄色く厚い＝長期間の飲みすぎ食べすぎや睡眠不足があります。養生しましょう。
・苔が白く分厚い＝胃腸が冷えています。食事は控えめで、温かいものをとります。
・舌が唇の幅よりも広くボテッとしている＝むくんでいます。胃を休めます。
・舌の淵に歯の跡がある＝長期にわたって消耗しています。睡眠をしっかり。
・舌の裏の静脈が黒々くっきり、
　または、舌が暗い紫色＝血液の鬱滞を示します。味の濃いものや油物を控え、野菜と果物を多くし、運動します。睡眠不足なら寝ること！

一通り今日の養生の方針を舌診で決めて、その後に軽く体を動かします。私は現在、朝食後に運動することが多いですが、以前は朝食前に「テレビ体操」を行っていました。こうして、倒れずに一定の調子で動き続ける自分を保っているのです。全部やってもたぶん15分かかりませんから、ぜひ。

32. ヘアブラシトントンとフォークツンツン

56ページでお教えした爪楊枝鍼、とてもよく効くのですが、唯一の欠点があります。なんだかわかりますか？　答えは、背中側のケアを行うのがとても難しいこと。これは、私たち鍼灸師が自分で自分を治すときにも直面する事実です。背中には重要なツボがたくさん並んでいるのですが、そこには自分では鍼が打てないの！　そこは私たちは専門家であるので、背部のツボを使わないでケアするように治療を組み立てるのですが……皆さんにはムリ、ですね。

特に背中の真ん中の少し上の方には、ストレスによく効くツボがあるのです。けれど、爪楊枝を持った手ではがんばっても届かないのよ。肩が柔らかければイケるけど、まあ、わたしと同い年かそのくらいの方だったら、届かない人の方が多いと思うのね。それで、ペットボトル温灸と同じように「まあ、ツボに当たればいいんじゃない？」と考え出したのが、ヘアブラシで軽くたたく方法です。

ヘアブラシトントン、身柱《しんちゅう》というツボ付近に使うことが多い方法です。子供の夜泣きや疳の虫に使用するツボですが、体を動かす量が減っている現代では成人男女でも充分ストレス症状の軽減に使える感受性を持っています。第2第3胸椎極突起の間にあるツボです。首を前に倒して、一番飛び出ているる背骨を触って、軽く首を左右に回旋させてください。その骨、動きます？　動かなかったらそこ、

動いたらもう一個下が胸椎の始まり。そこから、三つ目まで数えて、その直下が身柱です。ここまで手で触れられた人、それなりに肩が柔らかいです。この下までイケたら結構柔らかいですね。全然背中がさわれなかった人、毎日肩のストレッチもしましょうね……。

さて、身柱を見つけたら、ここをちょっと硬いヘアブラシで軽くたたくように刺激します。**位置はだいたいで構いません。そもそも爪楊枝鍼は「下手な鉄砲も数撃ちゃ当たる」方式なのです**、細かいことは気にしない。もちろん、ヘアブラシトントンは肩こりやちょっとした背中のこわばりにも使える方法です。試してみてください。

もう一つ、爪楊枝鍼が手元にない場合に使える方法があります。これは、旅先からのSOSを受けての話でした。ある方からオンラインで「偏頭痛がする、なんとかしたい」と相談をされ、それなら爪楊枝鍼が便利だとお伝えしたのですが、海外なので爪楊枝がない！　とおっしゃるのです。硬めのヘアブラシもお持ちではない……ということで、結局、ホテルのフロントに頼んで持ってきてもらった**プラスチックフォーク**を使って**率谷**《そっこく》というツボを刺激してもらい、症状の軽減ができたのでした。率谷、**耳の直上**にあるツボで……そこを、フォークで刺激する

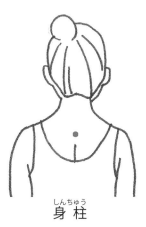

身柱《しんちゅう》

第2第3胸椎極突起の間

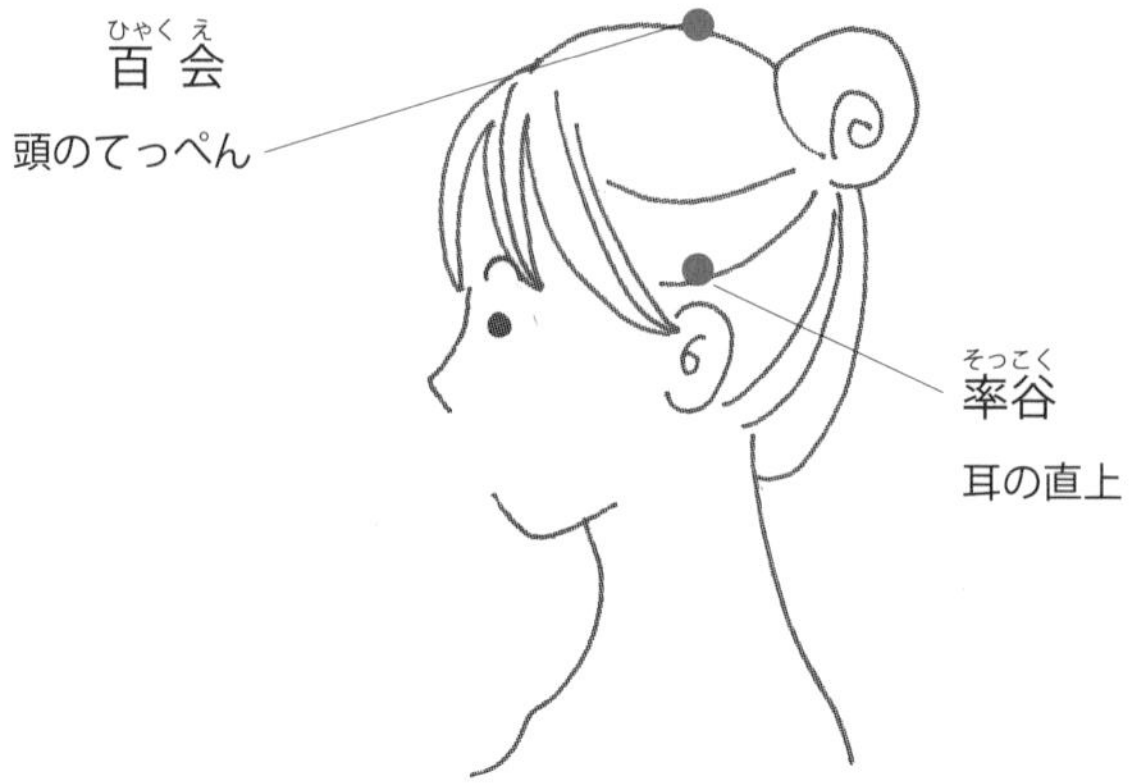

映像を想像すると相当おかしな光景なんですけどね。

プラスチックフォークでも刺激できるツボでオススメなのは、**百会《ひゃくえ》。頭のてっぺん**にあるツボです。これもまたストレス症状によく利用します。また、眼精疲労や、頭痛なんかに使えます。爪楊枝鍼と同じように、ギューギュー押しつけないでね。刺激が強すぎると逆効果ですよ！

33. 精油を持つならこの2本

なんというか、仙女見習いあたりの時期。アロマテラピーにはまり、イロイロ買いたくなっちゃって、たくさんの精油が手元にありました。でも、結局ほとんど使いきれず。今でも薬箱に常備してあるのは、**ラベンダー**と**ティートゥリー**の2本ですね。これは派手さはないけれど、お値段控えめでお値段以上の働きをしてくれます。どっかの家具屋のCMみたいね。この2種類の精油は、肌に直接つけても安全なの。これら以外は希釈しないと肌に塗ることができません。

ラベンダーオイルは、**小さなやけどにとても効果的**。私は台所と臨床に置いてあります。台所でやけどしたときには、サッと塗りつけます。臨床ではね、施灸する際に間違って火を指で直接つまんでしまったときなんかに使うのよ。あっという間に治ります。

ティートゥリーは、**お部屋の空気の消毒**だったり、**うがい**に使ったりします。**インフルエンザの季節に部屋に香らせて**やったりしてね。あとは、**水虫**みたいな症状が出ているときに、足指の間に塗りつけたり。

どちらの精油でも使えるのは**虫さされ**ね。かゆみ止めの効果は少ないけれど、かきこわして感染症を起こすことの防止になります。どちらの精油でも、子供向けにも使えます。香りを嗅がせて好きなほうを選ばせるといいです。

ハーブティーを自宅に置くなら、ペパーミントとカモミールですね。ペパーミントティーは古典的に食べすぎたあとの胃薬のように利用されていました。カモミールは精神安定剤としての利用もさることながら、これ、肌荒れに化粧水がわりに使うとものすごい速度で炎症が退くのよ。パッケージに書かれている通りに淹れたカモミールティーを冷まして、コットンでパッティングするだけ。鼻をかみすぎて荒れた鼻の下のヒリヒリとかもおさまるから試してみて。

34. 花粉症を軽くするために

●春の花粉症は冬の過ごし方が肝心。体の「陰」を養う
●秋の花粉症は夏の過ごし方が肝心。熱を発散させる

ポピュラーな抗アレルギー薬がドラッグストアなどで市販されるようになりました。それと同時に、「ドラッグストア・薬局・薬店で手に入る薬に関しては保険適用外にする」という国の方針が明らかになり、花粉症の患者さんたちに「病院で処方してもらえなくなるってホント困ります、どうしたらいいのか」と不安を訴えられることも増えました。

アレルギー症状って、一回発生してしまうと消えることはないとされているのですが、鍼灸臨床を続けていると症状がほとんど出なくなる症例に出会うことが多々あります。もちろん、アレルギー抗体が体内から消えたわけではないのですが、東洋医学的治療と養生が自律神経系の働きを整えた結果、症状が寛解しているのだと私は考えています。

アレルギー症状を軽くするのに大切なのが、体の「陰」を養うことなのです。たとえば、春の花粉症は、冬の過ごし方が大切。陰気が強い時期である真冬、12月から2月の旧正月までの間は、しっかりと寝

て体を養うことが大切です。また、年末年始のお付き合いは増やすべきである陰気を逆に減らしてしまうので、ほどほどにしておくと良いのです。「新春」といいますけど、アレは本来は旧正月の時期をいうわけで、現在の正月は悪くしたことに真冬です。この季節に、わいわいと騒いでお酒を飲んでたくさん食べて……となると、いろんな問題を引き起こしてくるのですよ。気をつけましょう。また、2月後半から4月後半は飲酒を控えておくと、体内の湿気と熱を減らすことにつながるので、涙と鼻水でぐしゃぐしゃになる状況から脱することができます。

もう一つ、花粉症の時期がありますね。それは秋。ブタクサなどの花粉が飛散する季節です。秋の花粉症は夏の過ごし方が大切です。今度は冬とは正反対に、夏はとにかく発散させるべき時期なので、暑いのを嫌がらず積極的に体を動かして発汗させるといいのです。真夏に、エアコンが効いた室内で冷たいビールやジュースやアイスクリームなどを食べ続ける日々を過ごすのは大変よろしくありません。

皆保険制度がだんだん怪しくなってきた今、季節に合わせた生活でセルフケアを行うスキルを磨いておくことが、寿命が長ーーくなっている現代人には大切なことだと私は考えています。今のうちに養生、身につけておきましょうね。

35. サプリメントより有効なかんたん漢方

病院に行くほどじゃないんだけど、なんかちょっと調子が悪い。こんなときに漢方薬を使ってみたいって人は多いんじゃないかな。病院って待ち時間はあるし、重大な症状じゃないなら自分で対処して病院へ行く時間を節約したいって思う人はたくさんいるだろうし、もちろん私もその中のひとりだね。

重大な症状かどうかを見極めるには、いくつかのチェックポイントがあります。これらにいくつかチェックがついたなら、必ず一度は病院へ行くこと。

□ 38度の熱が3日以上続く
□ 下痢が3日以上続く
□ 咳が1週間以上続き、夜眠れないほど
□ 一カ月近く続く微熱
□ 月経痛がひどい
□ 経血量がものすごく多くてナプキンから必ず漏れる

□ 生理以外にだらだらとした不正出血が続く
□ 臭いの強いおりものがある
□ どのような痛みであれ1週間以上持続し、軽快せず、徐々に悪化する
□ 便意があるが出ない、出ても細い。そのうち嘔吐し出す。
□ 便の性状がいつもとひどく異なる（コーヒーのカス状、潰したスイカ状など）
□ 頻回の嘔吐、特に水を飲んでも吐くなど
□ 押すと指の跡がついて、なかなか戻らない浮腫
□ 授乳中でもないのに乳首から分泌物が出る
□ 階段を上り下りするのもつらいほどの易疲労
□ 夜まったく眠れない、動く気にならない、死にたくなる

……こんな感じ。当てはまらないなら漢方薬でイケルことが多い。でも、漢方薬を1週間程度服用してもまったく症状が改善されない場合は、これもまた病院へGO！　何か大きな病気が隠れていても困るから。一度病院へ行って診断を受けるようにしてね。

この間も患者さんと話をしていたんだけど、日常で出会う不快な症状ってほとんど東洋医学で対処できるんだよね。逆に、そういう軽微な症状って、西洋医学ではあんまり対処法がなかったりする。たとえば単なる腰痛や肩こり。こういうの、整形外科に行っても特に治す薬は出ないし、お医者さんが「こういうのはお年ですから」と言ってオシマイにしちゃったりする。お医者さんが相手にするの

は、もっと重大な疾患なのだ。

だけど、そういう重大な病気って、人生のうちそう何度も出合うものではなくて。ほとんどの人が病院へ行って薬をもらうのって……ひどい風邪だったりするでしょ？　あとは、鼻炎だったり、胃痛だったり、頭痛だったり、怪我だったり……すごく一般的なヤツ。命に別状のない病気ね。こういうのはたいてい、お医者さんがよくあるパターンの薬を出してくれて終わりになる。私が、「漢方飲んだら？」ってすすめるのって、そのあたりの症状を対象としています。ペットボトル温灸とか、爪楊枝鍼もそうね、そのあたりをターゲットにしたセルフケア方法ですね。

漢方薬を飲む場合、本当は四診といって、東洋医学による病の見立てを行わないとならないのですが、ここでお教えするのは症状と漢方を一対一対応させてもまあ満足できるくらい効く上、副作用が少ないヤツね。

風邪ひき漢方チャート

風邪については91～92ページで解説しました。葛根湯に習熟している人だけが使えるチャートです。風邪の症状がものすごい速度で移り変わることを理解しているのが条件です。

打ち身捻挫に桂枝茯苓丸《けいしぶくりょうがん》

女性の月経痛なんかにも使われる薬なんだけど、打ち身や捻挫のときに服用しておくと後遺症が残りにくくなります。「治打撲一方」っていう、もう名前がそれそのものっていう薬も存在しています。

痛み止めではなくて、腫れやアザを退かせるためのものだと思ってちょうだいな。怪我してから2〜3日飲み続けます。飲み方は水で飲めばOK。

ストレスに抑肝散《よくかんさん》

コレは子供の夜泣き用の薬なんだけど、大人でも軽い精神安定剤として利用できる薬です。病院では大人には「抑肝散加陳皮半夏《よくかんさんかちんぴはんげ》」を処方することのほうが多いようですね。飲み方は、イライラしているときに水で飲めばOKです。継続して飲まないとならないわけじゃないので、症状があるときだけね。薬局で「アロパノール」という名称でも販売されています。

月経前の不安定な精神に加味逍遥散《かみしょうようさん》

月経前症候群によく効きます。前述の桂枝茯苓丸も同じような使い方をしますが、加味逍遥散のほうが精神的に不安定になる人に使いますね。桂枝茯苓丸はのぼせ感や肩こり・頭痛なんかを伴う月経前症候群に利用する感じで、こっちのほうはボディの症状が強く出るときに。加味逍遥散は、症状があるときだけ服用する方法と、体質改善で長期間服用して月経前症候群が出ないようにしていく方法の2種類あります。こういう使い方は、漢方薬局か、漢方を処方してくれる婦人科に相談してみてね。飲むときは水でOK。

疲労に六味丸《ろくみがん》&補中益気湯《ほちゅうえっきとう》

ウチの治療室では、この2剤は困ったときの栄養ドリンク的な扱いになっています。もうどうにも疲弊しているときに2剤を同時に服用します。そうするとなんとか持ちこたえることができるのですよ。夜勤が多い人、労働がキツイ人は常備薬としておくといいと思っています。ドリンク剤より余程効くからね。水で服用してOKです。

二日酔いに五苓散《ごれいさん》

飲みすぎた次の日、頭痛やら吐き気やら浮腫やら……二日酔いが出ちゃった場合。一服してやると症状が軽快します。接待で飲まなきゃならない日なんかは、会合の前に一服、夜寝る前に一服しておくと二日酔いが軽くなるからね。これは、子供の下痢、嘔吐にも利用できるとても優秀な処方。水で飲んでOKです。

梅雨時のむくみ感に防已《ぼうい》黄耆湯《おうとうさん》

湿気が高い季節になると全体に体がだるくて関節が重いような感じがしてくる人にはうってつけの薬です。コッコアポLって名前でダイエット薬として販売されていますが、ダイエットには使えないねー。余分な水分を排泄してくれるから、まあ、体重は軽くなるけども。白湯で飲んだほうが効くよ。

足がつったりぎっくり腰になりそうなら芍薬甘草湯《しゃくやくかんぞうとう》

筋肉がなんだか引き攣《つ》れる感じがして、「夜中に足がつりそう」って思う人は、寝る前に一服。ぎっくり腰の予兆がある場合も先に一服しておくと予防薬として利用できます。足がつったり、腰が痛くなってから服用してもまあまあ効くわよ。漢方薬の痛み止めとして使える処方です。白湯で飲んだほうが効く感じ。

お湯で飲むか、水で飲むかって結構気になるところ。

「〇〇湯」って書いてあったらもともと煮出して飲んでいたものだから、お湯で飲む。「〇〇散」「〇〇丸」「〇〇飲」ってあったらもともと丸薬や粉薬で水で飲んでたヤツだから水で飲むといいですよ。

これら漢方を使う上で大切なことは、漢方薬を飲むだけで治そうと思わないことです。長引く症状なら医師の診断を受けないとダメ。

そしてなにより、漢方薬は頓服として一時的に利用するものであって、ちゃんと養生することのほうが大切だってことを忘れないでおいてね！

〈胃腸障害チャート〉

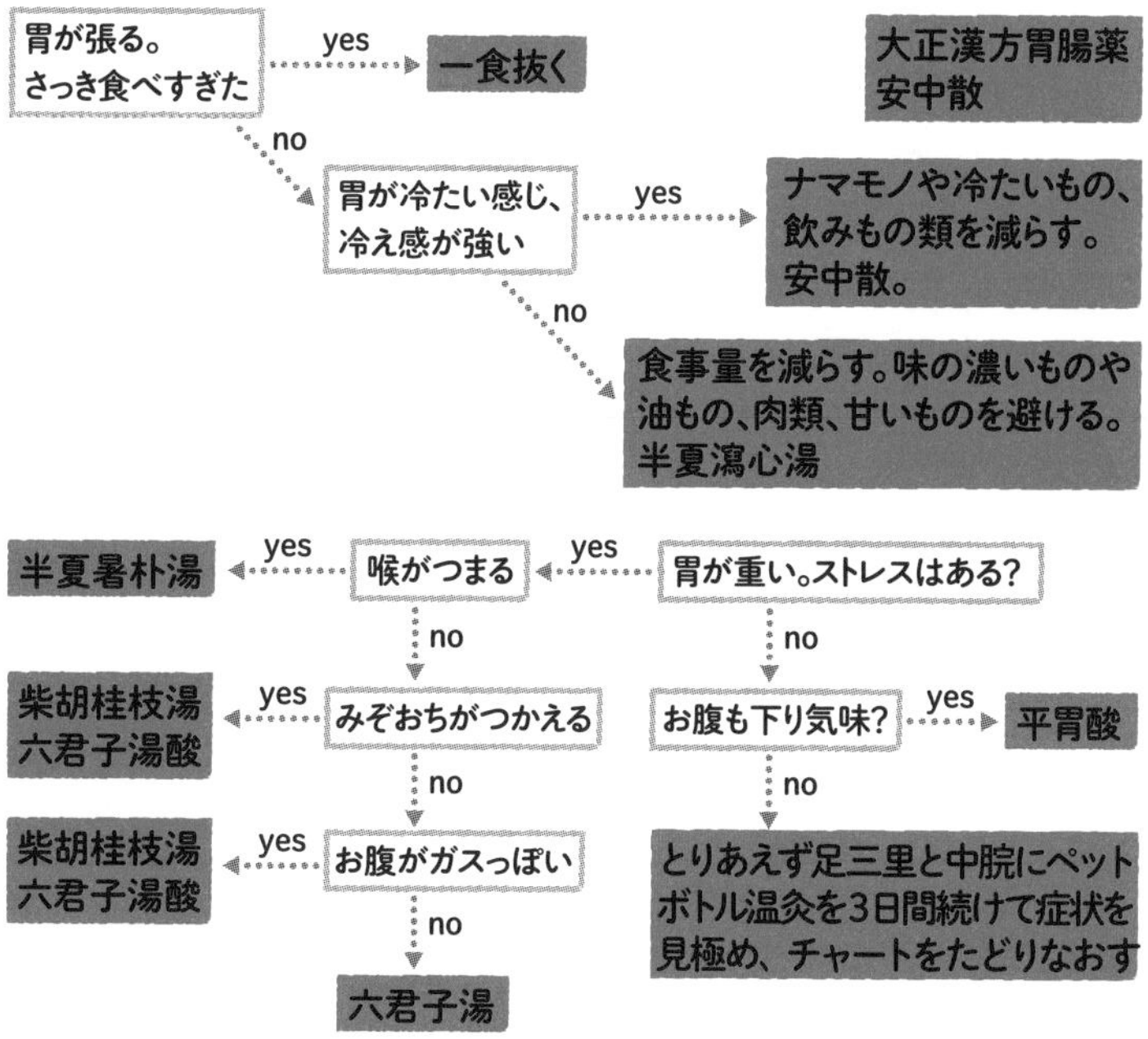
胃が張る。
さっき食べすぎた
yes
一食抜く
no
大正漢方胃腸薬
安中散
胃が冷たい感じ、
冷え感が強い
yes
ナマモノや冷たいもの、
飲みもの類を減らす。
安中散。
no
食事量を減らす。味の濃いものや
油もの、肉類、甘いものを避ける。
半夏瀉心湯
胃が重い。ストレスはある?
yes
喉がつまる
yes
半夏暑朴湯
no
みぞおちがつかえる
yes
柴胡桂枝湯
六君子湯酸
no
お腹がガスっぽい
yes
柴胡桂枝湯
六君子湯酸
no
六君子湯
no
お腹も下り気味?
yes
平胃酸
no
とりあえず足三里と中脘にペット
ボトル温灸を3日間続けて症状を
見極め、チャートをたどりなおす

〈急な胃痛は芍薬甘草湯と梁丘の爪楊枝鍼で対応。〉

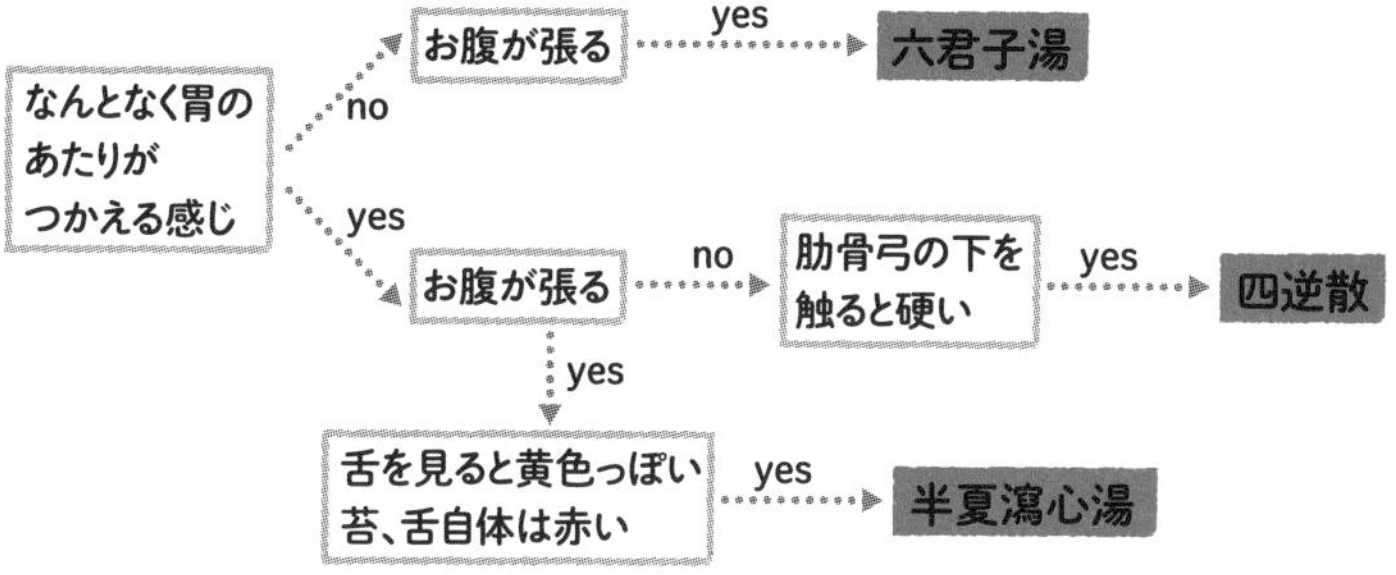
なんとなく胃の
あたりが
つかえる感じ
no
お腹が張る
yes
六君子湯
yes
お腹が張る
no
肋骨弓の下を
触ると硬い
yes
四逆散
yes
舌を見ると黄色っぽい
苔、舌自体は赤い
yes
半夏瀉心湯

〈胃腸障害にきくツボ〉

中脘《ちゅうかん》

みぞおちとおへその中間

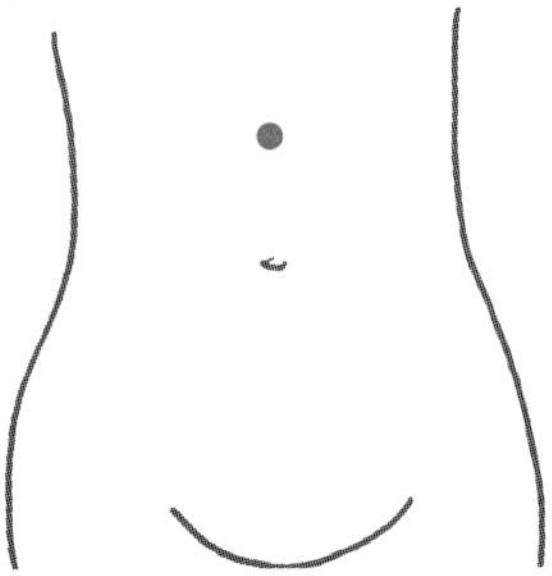

梁丘《りょうきゅう》

ひざの皿の外側上部から
指３本上

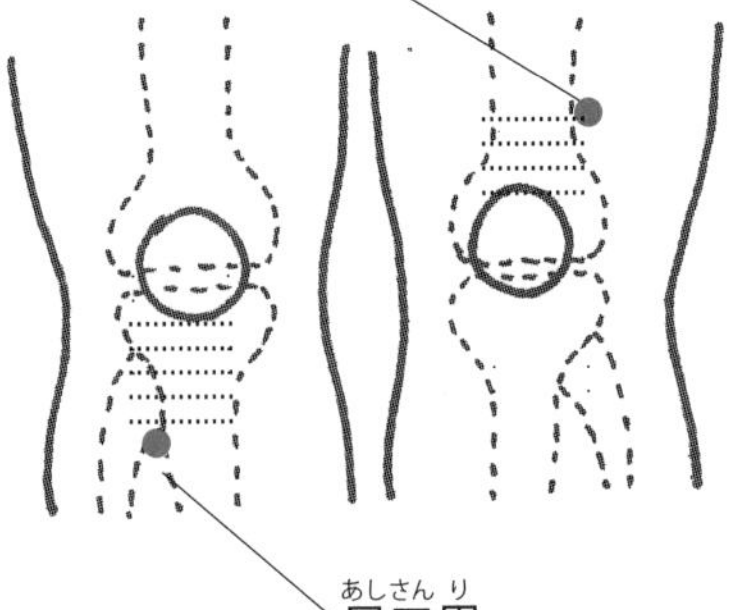

足三里《あしさんり》

ひざの皿の下から指４本下
２本の骨が交差するくぼみ

36. 寝る前にやっておく魔法

私は、「お風呂も入らず、メイクも落とさず寝てしまった」……なんて話をSNSなどで目にすると、次の朝はダルくて最悪だったろうなと真っ先に思ってしまいます。ほんの少しの時間、寝る前にケアをしてあげることで、次の日の体調がまったく違ってくるのですよ……まあ、入浴も着替えも放棄して寝るのは論外として！

まずは入浴。バスタブに浸かることが大切です。温熱だけでなく、水圧を体にかけてあげると血流が改善します。そのあと寝る前のケアとして、春夏秋冬関係なく、ペットボトル温灸を2箇所行うと良いですよ、とオススメしています。その場所は、失眠と湧泉。二つとも足の裏にあるツボです。

この2箇所は、腎の経絡を温めることができるのです

湧泉《ゆうせん》

足裏の「人」型のくぼみの中央

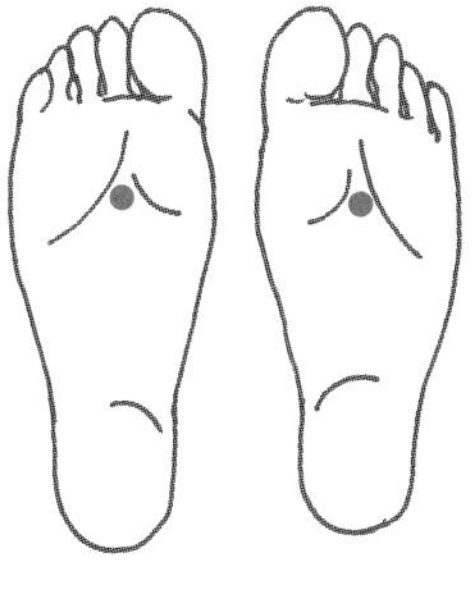

失眠《しつみん》

かかと中央の、押すと軽い痛みを感じる点

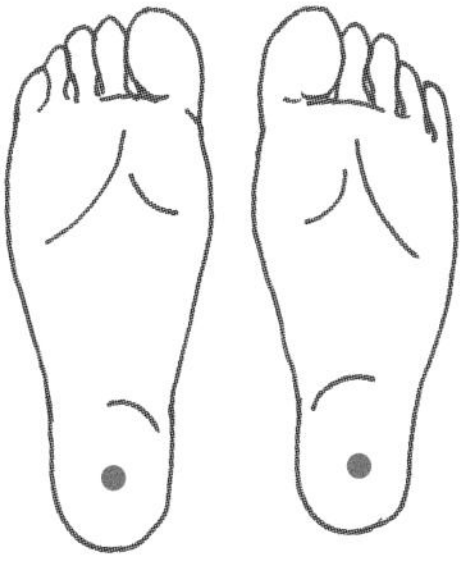

が、全身のむくみをとって体を軽くしてくれる作用があるのです。特に失眠！　このツボは、私自身臨床で多用するツボなのですが、ガンの末期などで腹水がたまってきた際ですら、かなりの確率で腹水の量を軽減することができるツボなのです。どういうメカニズムなのかはまったくわかりませんが、ものすごーく、水はけがよくなるのです。

現代人は、デスクワーカーが多く、体を動かす時間が少なくなっています。このため、体内の血液やリンパ液の流れが滞り、身体のむくみが多くなっているのですよ。特に下肢のむくみはたいていのデスクワーカーに発生しており、性別を問いません。男性の方が筋力があるので、少し歩けばリンパ液がきちんと還流するため、むくみはあまり発生しないものなのですけれどね。むくみは、適度な運動によって解消されるものなのですが、どうにも運動不足な場合、ペットボトル温灸が手助けしてくれます。

なんとなく毎朝だるい人。おそらく、全身が微妙にむくんでいると思います。本当は、運動をおすすめしたいところですが……寝る前に、毎日のペットボトル温灸をどうぞ。ずいぶん朝が楽になりますよ。ついでにフェイスラインもスッキリしますからね！

第7章

更年期は
こわくない

37. 更年期障害の誤解

●女性ホルモンのせいだけではない
●バッドイメージが強いと体に影響が出やすくなる

会社の上司に「あの人更年期なんですよ！」って陰口叩いている人っているでしょ……私、「それ、ブーメランだよ」と、ざっくり切って差し上げます。人の更年期を笑う人は、自分の更年期に泣きますよ。ほんとに。

女性なら誰しも一度は通る道、閉経に伴うもろもろのことが起きる時期を「更年期」と呼びます。期間としては閉経の前2〜3年と、閉経後1年弱を指していますね。閉経年齢は平均で50歳ですが、早いか遅いかの違いはあれど、月経がある人なら必ず起こります。卵巣の病気で、卵巣を二つとも摘出したりすると、女性ホルモンが出なくなるために一気に更年期を迎えることもあります。

更年期とは、「年をとって」「イライラしていて」「キーキー言ってて」「暗い表情に」なるんだ、「女性として終わり」だ……などと言われがちなところがあるけれど、こういうのねえ、間違ったイメージです。

実際のところ、女性ホルモンの量が減ることによって起こる症状って、「月経不順・停止」「ホットフラッシュ」「膣の乾燥・萎縮」この三つ。イライラするとか、うつっぽく暗い表情になるとか……このへんは、女性ホルモンの量によるものとは言いきれないのです。

女性ホルモンが足りなくて精神的に不安定になるんだったら、足してやれば安定しそうなもんでしょ。実際、あまりにもひどい更年期症状が出るときは、ホルモン充填療法という、女性ホルモンを服用して足りない分を補う治療をします。この方法で「ホットフラッシュ」「膣の乾燥・萎縮」にはかなり改善が見られる。ホットフラッシュというのは、カーっとのぼせて汗が吹き出し、その後寒気がしたりする一連の症状。膣の乾燥・萎縮は、膣内分泌液が減るので、日常的に膣内が乾いて違和感を感じたり、性交時に膣が萎縮していて挿入時に痛みを感じたりすること。

一方、女性ホルモン投与により精神的な症状が改善する率は3割から5割程度だそうです。……ということは、女性ホルモンだけが原因じゃないってことなんだよね。

じゃあなんなのよ……で、冒頭の「ブーメラン」に戻るのですよ。更年期に対して強いバッドイメージを持っていると、体に影響が出やすくなってしまうの。どんなものでもそうだけど、経験する前から「嫌だ」「こわい」「ツライ」と思っていると、悪い結果を生んだりするでしょう？　うつっぽさやイライラ感はこのへんにも起因しているんですよ。

また、40代後半から50代というのは、さまざまな家族関係の変化や親の介護、自分の仕事などなど、多岐にわたる責任がのしかかる時期でもあります。最近は晩婚化が進んで子供を産む年齢も高くなっており、50歳ごろが子供の思春期や大学受験真っ只中に当たったりもします。私も自分が50歳になると、上の子が18歳、下の子が12歳、親が76歳という、まさにあれもこれもそれも……という状態に。これらのストレスだけでも大変なものになるのは、容易に想像がつきます。

つまり、ホルモンだけが引き金になるわけじゃないのですよ、更年期の精神症状って。閉経するからって、「年をとって」「イライラしていて」「キーキー言ってて」「暗い表情で」「女性として終わり」になるわけじゃないのです。この手のバッドイメージを強固に持ち続けたまま閉経を迎えたら、確かにそうなるかもしれないけどもさ。

みんなが思っている以上に、イメージや言葉の力って強くてねぇ。特に、体のことに関しては。自分が思い込んでいるカタチにどんどん変化していっちゃうのよ。

更年期に関しては、主な症状は「ホットフラッシュ」「膣の乾燥・萎縮」であり、これらはさまざまな方法で軽減することが可能だし、そんなにこわがるべき症状じゃないと覚えておきましょう。「膣の乾燥・萎縮」は、月経が停止してからの性生活が楽しめなくなる原因となるので、詳しい治療に関しては婦人科に相談してみるのが一番。せっかく妊娠を気にせず楽しめるようになる時期でしょ。月経が止まったからってセックスすること自体をやめちゃう必要はないですからね！

また、ホットフラッシュに関しては、本人が気にしているほど周りの人は気に留めていないものです。気づかれていないこともしばしばあります。突然暑く感じて汗が出て、それで冷える……ってだけのことだって、鷹揚に構えておいたほうがいいと思う。汗かいていたからって別に、変な人だとは思われないし。

緊張すると汗が噴き出ることってあるでしょ？　ホットフラッシュは、ホルモンバランスの変化が原因で、アレと同じようなのがいつもカラダの中に起きている状態なんだ。だから、気にして緊張が走るとさらにひどくなるんだわ。あんまり気にしないことよ。

「だけど、私はいろんな症状が出てる！」って方も、いらっしゃるだろうと思います。これは、いわゆる「自律神経失調症」と呼ばれるものの一つです。主にストレスが作用して、カラダのさまざまな部位のありとあらゆる症状が吹き出すかのように発生します。頭痛だの気分がすぐれないだの、腰痛や肩こり、四肢が痛む、吐き気やめまいが起こるなどなど……症状は多岐にわたります。

自律神経失調症は、閉経期でなくても起こる病です。ストレスが軽減できると、ほとんどの場合、自律神経失調症も軽快します。また、夜型生活など、生活リズムの崩れも原因となります。他にも、お酒の飲みすぎ、喫煙、カフェインの多量摂取なんかも影響します。

まずはこのへんを疑ってみて、生活を改善して、それでもまったく症状が楽にならないようなら婦人科に相談し、ホルモン充填療法を受けるのも手です。本当に女性ホルモンの作用で自律神経失調症の症状が発生している場合は、ホルモン充填療法ですべてきれいに消えてしまいますからね。漢方薬の処方を受ける方法もありますから、相談してみましょう。

38. 更年期障害を重くしないための養生

- 体を動かして関節や筋肉のこわばりをほぐす
- 呼吸法で自律神経を整える
- 三陰交《さんいんこう》、帰来《きらい》、血海《けっかい》、陽池《ようち》、湧泉《ゆうせん》への温灸が有効
- 体脂肪率を22〜35％の間で保つ

更年期の症状を重くするか軽くするかは、イメージによるところが多いんだけど、それ以外にもできることがいくつかあります。

みんな、定期的な運動ってしてる？　日常生活の中に、体を動かすことを組み込めているかな？　更年期が終わったあと、「体が硬くなった」って訴える方がいるんだわ。女性ホルモンの作用がなくなると、どうも関節や筋肉のこわばりが発生しやすくなり、腱鞘炎や肩関節痛が発生しやすくなるみたいなのよ。こういうとき、体を動かすことを日常生活の中に組み込めていると楽にやり過ごすことができるんだよねぇ。

ちょっとしたストレッチなんかでもいいの。ただ、きちんと指導を受けて身につけているかいない

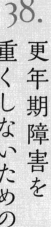

かで、効き方にだいぶ差が出ちゃうもんなんだ。わずかな時間でいいから、専門家の指導を受けて、自分でできる運動を身につけておきましょう。

武術も結構おすすめできる。私は杖術を練習しています。杖術は武術の一分野で、棒が1本あればできる稽古なの。合気道の道場なんかで教えてくれるところが多いかな。

他に、太極拳もいいと思う。太極拳は中国武術だけれど、カラダの滞りをなくすための技術としても優れていて、東洋医学的な健康上の利点もたくさんあるって考えられています。型は21個。覚えちゃえば家でもできるからとても便利だと思う。ロックバンド、ヴェルヴェット・アンダーグラウンドのヴォーカル／ギタリストだったルー・リードは、亡くなるそのときまで太極拳を行っていたそうで。

ダンスもおすすめできる運動。バレエは痩せてないと……って思う方は、フラダンスとかベリーダンスがおすすめよ。ウチの患者さんには、和太鼓のお稽古を運動としてやってる方もいたなあ。

ダンスは武術より人に披露したり、感情を解放するすべとして使えるから、女性にはうってつけの運動だと思います。私はダンスを習ったことはないけれど、ピナ・バウシュが率いたヴッパタール舞踊団で、日本人はじめてのダンサーとして活躍した市田京美さんのワークショップに何度か参加して、彼女のエクササイズを教えてもらいました。時々その動きを使って体操するのよ。

また、呼吸を覚えることも大切。ホットフラッシュは自律神経失調症の一つだって先ほどお話ししましたが、自律神経を調整するのに一番便利なのが、呼吸法なんだわ。これは、私の友人である北川貴英さんが教えている、ロシア武術の「システマ」の呼吸法が一番簡単でイイと思う。

やり方は簡単。**口をすぼめてふーーーーーーーーっと全部吐き出したら、鼻から「スッ!」って音がするくらい一気に吸う。**これを何度も繰り返すのだ。「ふーーーーーーーーっ、スッ!」たったこれだけ。このとき、肩が上がったり、カラダに変な緊張が走らないよう注意。立っても座っても寝ていても同じです。

吸って吐いて、ではなく、**吐いてから吸うこと。**人間の肺は、吐くのに筋力を使って、チカラが抜けると空気が入るようにできているのだ。だから、吐いてからじゃなきゃ吸えないの。

この順番を守り、吐いて吸って吐いて吸って……だけに集中して、繰り返してやることで、リラックスした状態に入れます。

この方法ってば、古い瞑想法の「数息観」ってヤツに似てんのよね。数息観の場合、口から吐きながら心の中で「いーーーーーーーー」吐ききって吸い込むとき「ーーーーち」って、「1」を数えます。次に吐くのは「にーーーーーーーーーーーーーー」吸うので「ーーーーい」……こうやって、10まで数える。呼吸の数だけに集中していくのね。

システマの呼吸法は数えないで、リラックスした状態に入れたらやめる。数息観はいくつまでやったかを数えることでリラックスした状態に入ります。どっちでも好きな方でやるといいよ。

ペットボトル温灸も役に立ちます。更年期に差し掛かるあたりから**「三陰交・帰来」**に施灸しましょう。できれば毎日したほうがいいですが、めんどくさかったら適当に。

更年期真っ盛りになっている方、**「三陰交・血海・帰来・陽池」**を使います。これも毎日がいいけど、完全に忘れちゃわなければいいから、適当な感じで続けて。**のぼせやホットフラッシュには「三陰交・**

湧泉」を使います。　体脂肪率を適度な量に保っておくことも、実はとても大切な養生。脂肪細胞から女性ホルモンが出るって知ってた？　だから、太り気味の人は更年期症状が軽いことが多いんだそうな。でも、太りすぎは厳禁。血中の女性ホルモン量が減らないので、閉経後も子宮内膜ができちゃって、これが子宮体がんの原因になったりするんだ。

三陰交《さんいんこう》

内側のくるぶしの骨の頂点から指４本分上

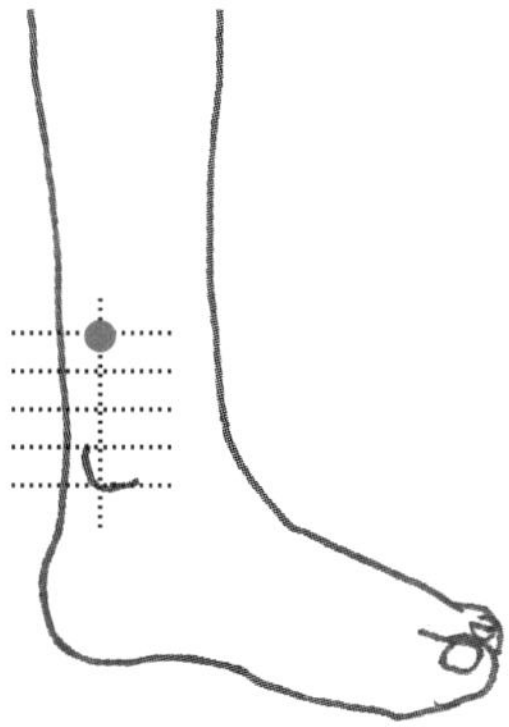

帰来《きらい》

へそから指５本分下。へそから垂直に下ろした線から左右とも指３本分

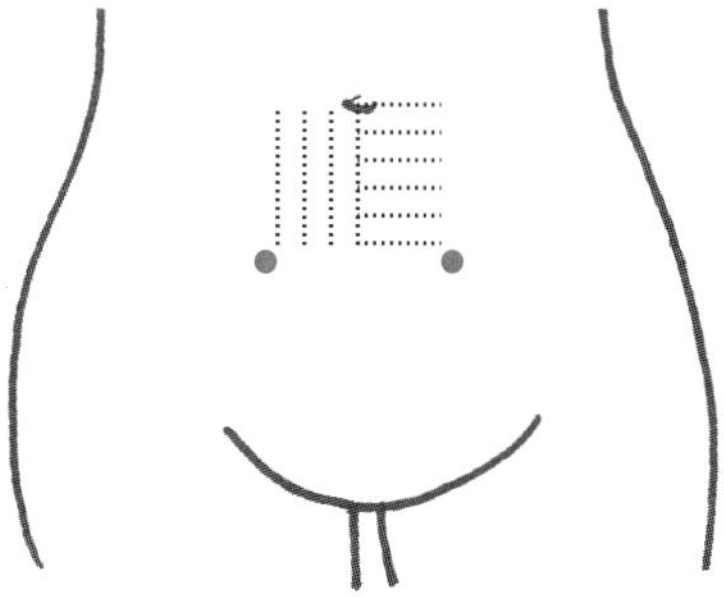

血海《けっかい》

ひざの皿の上側から指３本分。大腿骨の内側

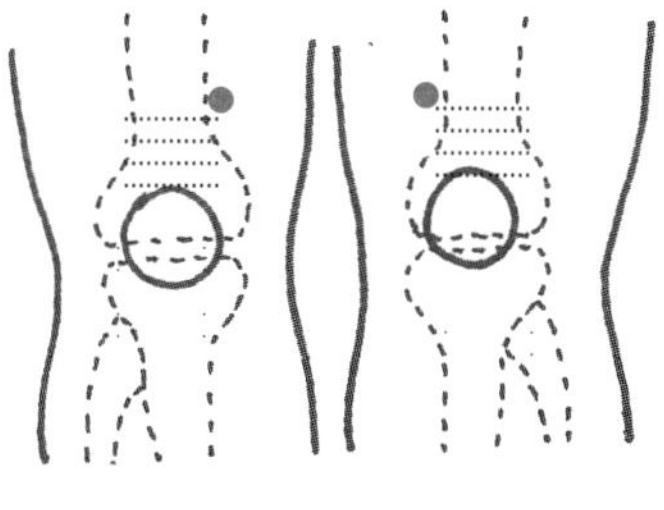

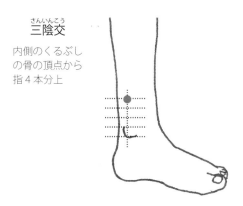

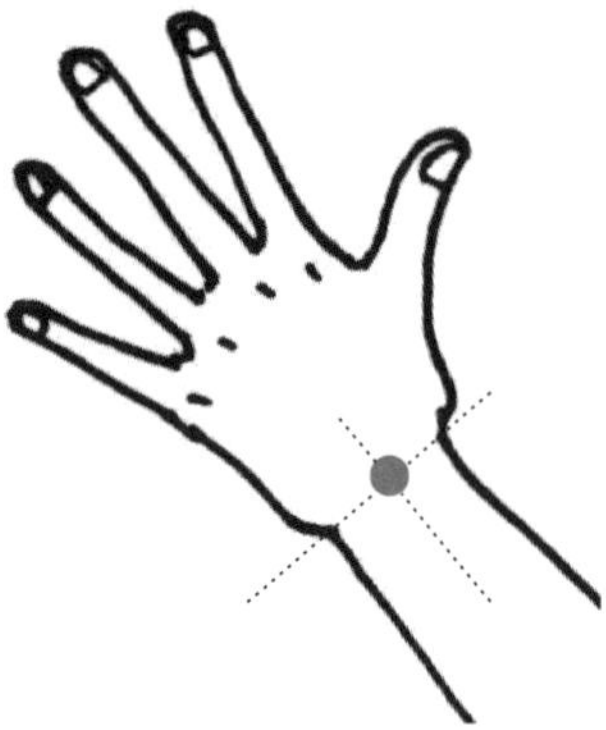

陽池《ようち》

左右手首の関節、甲側の中央

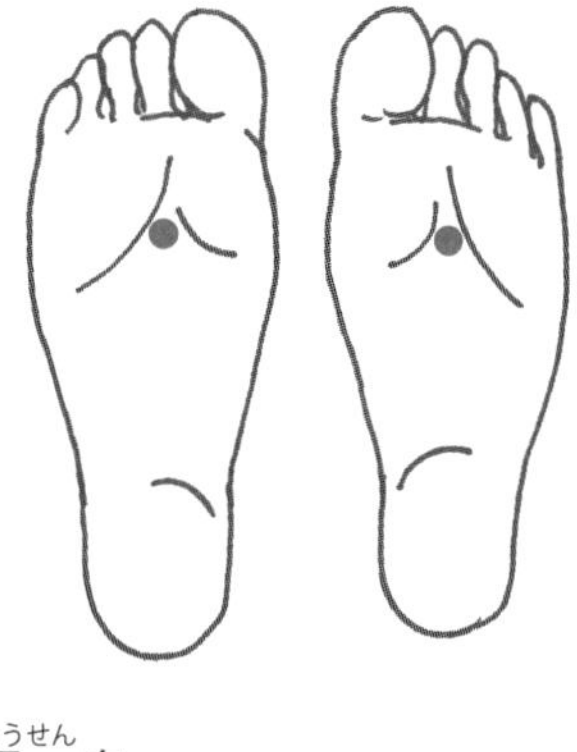

湧泉《ゆうせん》

足裏の「人」形のくぼみの中央

体脂肪率は22～35％の間に入っているように保って。しかもできたら、29～35％の幅の間に入っているると、更年期症状が楽になるようなんだよね。

「29％は高すぎる！」って方。25％くらいにはしておこう。このくらいの体脂肪率なら、見た目もそんなに太って見えないから。更年期の時期は少しふっくらしておいたほうがイイですよ。

39. 更年期は大人の思春期

女性特有の不快な状態って、一度はみんな経験してると思うんだ。それは、思春期。月経が始まって間もないころ、生理痛はつらいわ、周期は一定しないわ、乳房は痛むわ、月経期間中に気づかれないかどうかひやひやするわ、肌は荒れるし、気分は憂鬱だったりしたでしょ。他に、お子さんをお持ちの方だったら、妊娠期間中も似たような感じだったかもしれないですね。

こういうの、なんか更年期に似てると思いませんかね。女性って、人生の重要なところでカラダに振り回される状態を経験するようにできているんだよね。

男性はこのへん、あんまりよくわかんないらしい。ただ、彼らは彼らで、思春期には意味がわからない勢いの良さと、あり余る性欲と体力に振り回されて大変な思いをするようなので、それはそれとしてキビシイ時期だなあ……と思います。また、男性にも更年期って存在するのですが、月経が止まるなどのはっきりした兆候がないもんだから、ホルモンバランスが崩れたことが原因で起きる諸症状に気づくのが遅れて、重大な病気と勘違いしてしまうこともあるようです。

私は患者さんたちに、更年期は大人の思春期だってお話しすることがあります。第二次性徴とともに思春期が訪れ、性的に成熟することで思春期を卒業し、生殖年齢を卒業するときに再度節目が訪れるんですよ、ってね。

だいたい、平均的に月経停止前2～3年、停止後半年～1年やり過ごせれば、「大人の思春期」は終了となります。臨床で見ていると、停止前2年、停止後1年の心づもりでいれば、およそ大丈夫。初潮あたりから始まって、思春期の終わりまでって、初発の月経が11～13歳くらいで……大学入学程度までは続くかな？　5～9年くらいはあるだろうか。それに比べたら短いわね。

あの思春期特有の、出口のないもやっとした、いつ終わるんだろうこれ？　と思う宙ぶらりんな感じ。若いって美しい！　って大人は言うけど、私はちっともそう思えなくて。実際今そのころの自分の写真を見ても、モサッとした雰囲気の女子が写っているわけよ。なんの翳りもなくピッカピカの青春時代があった人がうらやましいわっ。でもそんな人いるのかしらね？

で、思春期が遠い昔になった今。私はこれから更年期を迎える準備をする世代に入っていくわけですが、更年期とその後の人生に関してはとても楽しみなコトとしてとらえています。3年くらい大人の思春期を過ごせば、毎月訪れる月経に関するタスクがなくなって解放され、自律神経失調症が起こる原因が減り、子宮や卵巣の病に倒れる心配も減り、予期せぬ妊娠に怯えることなくセックスすることも可能となる……って聞いて、いいなあ、と思っている次第です。

カラダに振り回されない。しかも、青春時代の思春期が終わったときのように徒手空拳で世界を渡っていかなきゃならないんじゃなく、今までの人生で培ってきた知恵もチカラもある。大人の思春期が終わったら、そんな時期が待っているのです。

今、女性の0歳時の平均余命って87・32年なのね。50歳で閉経、その後1年を更年期としてとらえて、35年くらいある。年をとったことでどうしても起こってくるさまざまな疾患に悩まされにくい時期はだいたい74歳までとされています。なんの心配もなく楽しめる時期が、51歳から74歳くらいまでの23年くらいあるってこと。だいたい人間なんて現金なもんで、終わりがわかっていれば、わりとすんなり耐えられるんですね。

初めて行く場所で、駅からどのくらいの距離を歩くのか見当がつかないまま、地図を片手に歩いていると「こんなに遠いの⁉」って思うけど、帰りは「おかしいな、近いぞ」って思ったりするじゃない？　同じ道を戻ってくるだけなのに。

たった3年。永久に続くわけじゃないのです、更年期。ちゃんと終わりがあります。そして、越えた先には楽しい時間が待っています。そう思うとなんとかなりそうな気がしてくるでしょう？

40. 身体症状と女性性は別の問題

昔懐かしい「アガっちゃったから女じゃないし」って言葉。今でも使うのかなあ。この言葉、いつごろ聞いたんだろうな、私。なんとも言えない不思議な感じがしたもんです。だって、目の前でそう言っている人は、見た目紛れもなく女性なんですから。あとで母に「アガっちゃったってなに?」って聞いたのですが、そのときははぐらかされたような覚えがあります。

結局ずいぶんあとになって自分で調べて「閉経した」って意味だって知ったのですが、それでも「女じゃない」ってことに関してはよく理解できなかったです。「アガっちゃった」に代表される、妊娠可能=女　ってイメージ、かなり深く浸透しているように思います。まあほんとに女性はこういうカラダ由来のイメージにがんじがらめにされているんですよね。

こんな発言が物議をかもしたことがありました。

「〝文明がもたらしたもっとも悪しき有害なものは「ババア」〟なんだそうだ。〝女性が生殖能力を失っても生きているってのは無駄で罪です〟って。男は80、90歳でも生殖能力があるけれど、女は閉経してしまったら子供を生む能力はない。そんな人間が、きんさん・ぎんさんの年まで生きてるってのは、地球にとって非常に悪しき弊害だって」(『週刊女性』2001年11月6日号)

これ、誰の発言かご存じですか？　石原慎太郎さんです。「ババア発言」と呼ばれており、裁判まで発展いたしました。もうねえ、この発言を知ったときにコイツだけは絶対に許さないって思ったもんね。同じ言葉を自分の母親に言えるのか？　って。

残念なのは、こういう認識って、男性だけじゃなく女性も無意識のうちにうっすら持っているってことなんだよね。閉経した女性＝女じゃない＝私はもう年寄りで美しくなくて用済み……みたいに思ってるんだから。こういうのって呪いそのものだと思う。今から呪いを解きますからね、しっかり読んでちょうだいね。

女性の平均的な初潮開始年齢って12・5歳。平均的な閉経が50歳くらいで訪れます。今、女性の0歳時の平均余命って87・32年。一生のうち、月経がある期間は50歳マイナス12・5歳＝37・5年。平均余命の86・39年から37・5年を引くと、48・89年。圧倒的に月経がない時期のほうが長いのだ。月経がないと、女性じゃないってありえないと思わない？　小学生の女児だってしっかり女だし、閉経後だって女よ。もちろん、高齢者だって。

月経のあるなしで女性性が付加されたり、剥奪されたりすることはナンセンス。同じように、子供を産む産まないで女性性をどうこう言われるのもおかしい。また、月経を女性性の象徴として神秘的にとらえ、特別に持ち上げることも非常におかしな風潮だと思っています。なんでそんなに肉体や生理現象に引きずられなければならんのだ。

もうね、私もいい年だからはっきり言っちゃうけどもさあ、マタから血が出るか出ないか、子供ひねり出したか出してないかとかで、女性性そのものが変質するようなもんじゃないのよホント。

だいたい、生殖可能かどうかで「女性」かどうかが決まるっていうのがおかしい。肉体的な性別と精神的な性別が全然違うこともあるし、そもそも、「女性」「男性」って区別自体もアヤシイ。肉体的な性別も、精神的な性別も、実際のところ恐ろしく細かいグラデーションがあるのですよ。

昔、私は「女になっていない」と男性から評されて、意味がわからないとさんざん問い詰めたことがあります。問い詰めた結果わかったことは、曖昧かつふわっとしたイメージで「女」と言っていて、勝手なイメージに当てはまっていないために「女になっていない」と言っているだけだったってことでした。

「あなたが考えている『女』ではないかもしれないが、それで『女になっていない』と言うのは失礼だ、私は紛れもなく女だ」と言ったのを覚えています。後日、この方は、私が子供を産んだら「お母さんになっちゃって」とおっしゃいましたね。赤ん坊ひねり出しただけで「お母さんに」「なっちゃう」と！

月経が終わった程度で、子供産んだ程度で、みんなが積みあげてきた千差万別で固有な「女」が消えてなくなるわけがないのです。ましてや、更年期の症状が現れたからって「私はもうオシマイね」なんて思う必要はまったくないわけです。

身体的な変化が訪れたからと言って、今までの「私」がなにか別なものに変質してしまって、それが悲しむべきことなのだ……なんてイメージは全部どこかに捨ててしまいましょう。月経が止まってもあなたは間違いなく今まで通りの「素敵な女」ですよ。

第8章

ココロが元気でいるためには、カラダを無視できない

41. 心の不調は生活習慣に左右されることがある

●生活習慣を変えると精神的にも肉体的にも安定する
●カラダからメンタルへのフィードバックに注意して

私が一番精神的に調子が悪かったころ。それは19～20歳くらいのころです。なんだっつっちゃあ、落ち込み、疲弊し、体調も崩し、過食もする、バカ飲みもする。もうねえ、今からタイムマシンであのころに駆けつけて、「おまえが精神的につらいの、原因全部生活習慣だから」って教えてやりたいくらいですよ。全部消えたもん、今は。

「子供産むと性格変わる」なんて言われますが、私は子供産んだらものすごい健康になりました。これは、別に出産がデトックスになったわけではなく、生活習慣がガラっと変わったことが原因だと思われます。赤ん坊は早寝早起き。だから、夜は早めに眠らないと、明け方早くに赤ん坊に起こされて毎日寝不足で家事も仕事も回らなくなるため、自然と早寝早起きになります。その結果、体内時計が整い、自律神経失調症の症状が出にくくなります。

妊娠と授乳中合わせて2年近く飲酒禁止になるので、お酒を飲まなくなります。結果、肝臓はピッカピカの新品のようになります。授乳を終えても、子ナシだったころに比べると、家事＋育児＋仕事という三重奏で、大量飲酒なんかした日にゃ次の日のタスクが終わらなくなるので、自然と飲む量が減ります。アルコールは中枢神経系を麻痺させ、自律神経系を狂わせる原因になるので、摂取量が減ると格段に頭の働きが軽快になり、カラダも軽くなるのです。

私は妊娠時に喫煙者ではなかったですが、喫煙習慣も厳しく禁止されるから禁煙する人も多いですね。タバコも精神不安定を引き起こす原因の一つです。私がタバコ辞めたのっていつごろだったっけなあ。辞めたら、朝起きたときのカラダの重だるさが全部なくなったんだよねー。お酒とタバコ両方やる人、タバコだけでも辞めたほうがいいよ。心の安定のために吸ってると思ってるだろうけど、アレはほんとにイライラの原因をずっと吸い続けてるのと同じだもの。

タバコを1本吸うと、1時間後には血液中のニコチン濃度がゼロに近づくのでまた吸いたくなるんだけど、これって何をやっていても1時間で集中力が切れるってことなのよ。2時間続けて舞台を観たり、映画を見たりするとき、半ば近くで「あ、タバコ吸いたい」って思い始めて、最後までその思いを持ち続けたまま見続けることになるわけ。どんなに愛している人を目の前にしていても、1時間くらいお話しすると「あ、タバコ吸いたい」ってなる。タバコなんかいつでも吸えるのに、愛する人に集中できないだの、舞台やライブや映画なんかに没入できないだの……ものすごくもったいないことをしているのだ。やめよう。

子供が大きくなってくると、おやつをたくさん食べさせちゃうと肥満児になるし、歯にも悪いってことで、おやつの買い置きをしたり、のべつまくなしにチョコレートなんかを口に放り込むことはやめなければならなくなります。子供が見て、「お母さんだけずるい！」って言ったら、食べさせなきゃならなくなるでしょ。自然と甘いものの摂取量は減るし、おやつは3時だけって決めた時間に食べるようになります。結果、血糖値の乱高下が起きて精神的にも肉体的にも不安定になることが少なくなります。

また、ご飯はしっかり子供に食べさせないとならないので、こちらの食事内容も安定的になってきます。酒のツマミだけつついてオシマイとかなくなるのでね。親が朝ご飯食べないで、子供だけ食べさせてもなんか寂しいのでみんな食事とるようになったりもしますね。

子持ちになるといろんな重いものを持って歩かなきゃならなかったりします。赤ん坊だっこして一日中外出とか当たり前になります。赤ちゃん、生まれたてでも3キロ近く。歩き始めるころには10キロ越したりします。これ、持って歩くの。ものすごく良い運動になります。もっと子供が育ってくると、追い掛けまわして走るとか、遊ぶのに付き合って一日中外で動いているとかも。子供のせ自転車を電動じゃないのにするとさらによい運動になります。

……こんな風に、生活習慣を変えることができると、精神的にも肉体的にも安定するわけなんだけど、コレって別に子供産まなくても大昔はみんなたぶんやってたのよ。小学生のころとかのことよ。あのころは酒飲まないしタバコ吸わないし、少なくとも10時ごろに寝るし、おやつは勝手に食べられないし、ご飯はしっかり食べさせられるし、体育で強制的に運動させられるしね。

模範的な小学生の生活を実践するだけで、相当心も体も安定します。カラダが元気なら心も平和になるんですよ。メンタルやられるとカラダが調子悪くなることについてはかなり敏感になっている人も、生活習慣でカラダの調子が悪くなっているから、メンタルも不調に陥っているってことにはあんまり気づかないみたい。

ココロとカラダは表裏一体なのよ。メンタルからカラダへのフィードバックだけじゃなく、カラダからメンタルへのフィードバックも行われていることに注意してあげてね。

42. 時間を決めると心の余裕ができる

- 終わらせる時刻を固定する
- 必要ない工程は切る
- 自分にとっての「必要にして十分なカタチ」をつかむ
- 目指すは「多方向・異速度・同時進行的」

残業が多くて帰宅時間が遅く、睡眠時間が足りない……そんな方もたくさんいらっしゃいますね。日本ほど残業が多い国も珍しいそうで。以前、とある経済学の先生から「日本は長時間労働だけれど労働効率はとても悪い。でも、なぜこんなに効率が悪いのか、結論はまだ出ていないのです」と聞いたことがあります。その先生は各国の労働状況を調べつつ、日本の労働効率を上げるにはどうしたらいいのかが自分の研究の当面のテーマになっているとおっしゃっていました。

研究者ともなると、しっかりしたデータに裏づけされた論文を書かないと結論を出すことはできないわけですが、私は経験上、なんで長時間労働かつ労働効率が悪いのかを知っています。

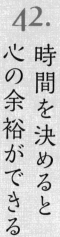

それは、「長時間労働してもいい環境になっているから」でしょう。終業時刻を守らなくてイイなら、どんどん労働時間は延びていきます。時間がたくさんあると思うと余計なことや無駄なことをし始めて、結果、必要なことが達成されるまでの時間がやたらに引き延ばされるわけです。なんだか夏休みの宿題みたいだね！

これは、ひとりの問題ではなくて、職場全体がこうなっている、ひいては日本全体がこうなっているからこその状態だったりします。世の中全体が一気に変わることはありえないので、自己防衛しないとならないのです。そうしないと、睡眠時間や食事時間を削られて、あなたの美貌も削られるのよっ！　なんとかして時間を作り出すには、どうしたらいいか。

私は現在、小学生ひとり、乳児ひとり、大人ふたりの世帯を取り回しつつ、治療室で臨床をこなし、こんな風に文筆業もこなす毎日です。時間がないから、時間を決めて時間通りにこなしていくことで、ものすごく大量のタスクをこなすことが可能になるんですよ。どういうパラドックスだろうねこれは。だけど、本当なんですよ。

人間の心理として、あり余るほどあるものは無駄に使うようになっているみたいでね。「お徳用スナックの心理」ってヤツです。大袋の中にドカッとあると思うと、食べすぎるのよ。どのくらい食べているかがわからなくなってね。

以前は私も、お徳用スナックをバリボリ無駄食いするみたいに時間を使っていました。タイムマシンがあったらあのころの私に説教してやりたいです。これが、個包装タイプになっていると、どの程度あって、自分がどれだけ食べたかがわかるので、食べすぎが防げます。時間の使い方も同じことなのです。

「どうしてこんなに時間がないのかしら？」と思う方。一日の始まりと終わりの時間をまず決めましょう。起床時刻と就寝時刻ね。まず一日の長さを把握するの。それから、食事の時間をある程度固定します。こうやって、生きるのに必要な時間を個包装にして、先に取り分けておくのです。

ウチは朝7時20分、昼12時半〜1時半ごろ、夜6時15分に食事をとります。出社後、お昼ご飯前に済ませるべき仕事を決め、お昼すぎから終業時刻までに終わらせるべき仕事も決めます。いろいろ考えちゃう前に、とにかくまず、決めるんです。決めてから、こまごまとした仕事のエネルギー配分を測り、最大限決めた量をこなせるように努めます……この工程で、「終わらせること」を最優先にして、いらないモノや無駄なコトをごっそり省きます。

意外と忘れがちなことなんだけど、いったい自分が何を目的として、どの程度の結果を出そうとしているかがあやふやなまま、いろんなことをしていたりするのよ。どこかに行くとき、現在地と目的地を確認して、地図でルート確認して……ってしないと、迷うでしょ？　なんかごてごてと手間をかけることになって、余計に時間内で仕上がらなくなっちゃうの。最初に使える時間を確認、そして目標とする仕上がりをしっかり思い浮かべ、必要ない工程は容赦なくぶった切ります。ここまでやってもどうしてもできなかったときだけ、仕事時間を延長するのです。

家事も同じことです。本日やらなければならないことを決め、終わらせるべき時刻を固定します。そうしてから、エネルギー配分を決め、時間通りに終わらせます。

「終わらせる時刻を固定」というのが絶対条件。仕事の場合はどうしても今日中に終わらせなければならない……と、仕事時間を延長せざるをえないことがありますが、家事はそうではないですよね。だから、終わらせるべき時間は固定し、絶対に動かさないこと。こうすることで集中力が生まれます。できなかった場合はそこまでで手を離し、明日に回します。達成感なくてめっちゃイライラしますけど、こうやって終わりを決めることで、無駄な手順が省けるようになっていくのです。

家事はやろうと思えばいくらでも引き延ばせますし、「ていねい」という名の無駄が発生しやすいタスクです。「ていねい」にやろうと思えばいくらでも手はかけられますが、そんなふうにしても自分が疲労するだけ。必要にして十分なカタチに仕上がればそれが一番美しいことです。

最小限の力で最大の効果を引き出すことを目指しましょう。私がまだ臨床家として駆け出しだったころ、やたらにたくさんの手技を患者さんに施していた時期がありました。手数の多さは自信のなさの表れ。安心したくてやたらに手をかけるんですよ。それは本質的なことではなく、自分の不安を塗り固めて見えなくしようとしているだけです。

家事でも仕事でも、必要なのは成果物であって、プロセスではないのです。だんだんと、自分にとっての「必要にして十分なカタチ」がつかめてくると、どの程度の時間を使えばそのカタチに仕上がるかが事前にわかるようになってきます。そうすると、心の余裕が生まれてくるのです。これが私がやたらに忙しいはずなのに、髪振り乱して必死の形相で毎日を過ごさずに済んでいる魔法の内訳です。

そして、慣れてきたら、「多方向・異速度・同時進行的」に仕事をこなせるように仕向けていきます。これは、私の武術の師匠である甲野善紀先生の武術的動作の基本的な考え方なんですけどね。多方向・異速度・同時進行的にこなすのですが、終わりは一点に収束するようにアタマとカラダを使うんです。

仕事もそんなふうに動かしていきます。うまく乗りこなせると、ポリリズムのビッグバンドを指揮しているような感じになり、日常にグルーヴ感すら生まれます。ここまでできたら達人級ですな。

43. 自分に異常が起きているとき、すぐに気づけるように

●「腹減った」「寒い」「眠い」をあなどることなかれ

メンタルにせよ、カラダにせよ、不調に陥っているときって意外なくらい自分では気づけないものです。調子が悪くなっているときって、考え方や感じ方が視野狭窄に陥るもんだから、自分の状態が見えなくなっちゃうのよね。なんか変だな、変だなぁ……と思っているうちに、重症化しちゃっていることもしばしばあります。

こういうとき、精神状態を確認するのはとても難しいのですけれど、先ほどお話しした通り、メンタルはカラダに、カラダはメンタルにフィードバックしているもの。ということは、どの場合でも体の状態をまず確認してやることで、自分がおかしくなっているかどうかに早めに気づくことができるのよ。

ほとんどの場合、メンタルやカラダの不調を引き起こす原因は三つに集約されんのよ。「腹減った」「寒い」「眠い」

まずは、この三つが自分の体に起こっていないかどうかを確認すること。

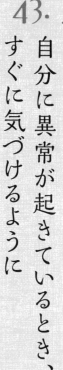

はじめに、「腹減った」。とりあえず、空腹ではないかどうかを確認しましょう。今日はご飯食べましたか？　おなかが減っているっていうだけで、人間はテンションが下がってきます。そればかりか、怒りっぽくなったりもしますからね。

その次に、このところ適切な質と量の食事がとれていたかどうかを確認。忙しくなってくると、食事内容が炭水化物と油脂に偏りがちで、味つけも甘いしょっぱいが濃くなりがち。そんな食事ばかりになっていると、ビタミンB群が足りなくなり、中枢神経系の働きが不活発になって気分がすぐれなくなります。22〜23ページを参考にしてバランスよく食べましょう。

次、「寒い」。秋冬、寒さに当たると物悲しくなる経験をしたことがある人は多いんじゃないかと思う。北風ピューピュー！　気分アゲアゲ！！　……って人、あんまりいないと思うんだな。寒さは人間の命を脅かすので、カラダに緊張状態を作り出しますし、暖かさに触れるとカラダはリラックスした状態になるようにできています。緊張状態が長く続くと、気分も徐々に悪化していきます。ひどいときなんか、ストレス＋寒さがキビシイっていうだけで、死にたい気分になることだってあるんだよ。

外気温が寒くないかどうか確認し、寒いならしっかり防寒し、温かい飲み物を飲んで体を温めることが大切です。また、自律神経失調症の状態に陥ると、手足は冷たく、上半身だけほてる状態になることが多く見られます。手足が冷たくないかどうかも確認しておきます。ひんやりしてかじかんでいるようなら温め、防寒具をプラスし、やはり温かい飲み物を飲んで体を温め、リラックスした状態に導きましょう。

最後、「眠い」。昨日の晩はよく眠れましたか？　あまりよく眠れない状態が長く続いてはいませんかか？　おかしな夢を毎晩見続けたりはしていませんか？　このあたり、当てはまるようなら一度心療内科か睡眠専門のクリニックに相談してみましょう。うつ病になりかかっていることも考えられるからね。

また、ただ単に睡眠時間が足りていないことも、メンタルやカラダの不調につながります。とにかく、できる限り12時前に眠る習慣をつけましょう。「え、そんなに就寝時間早いの？」って思った人。慢性的な睡眠不足に陥っている可能性がありますね。サラリーマンってたいてい出社時間決まってるじゃない？　それを、遅くまで起きていたら自然と短時間の睡眠しかとれなくなるよね。慢性的な睡眠不足って、ものすごく体に悪いのよ。アタマボーっとするし、メンタルもダダ下がりよ。

もしくは、てきとーな時間に寝起きしていたりしない？　特に理由もなくてんでバラバラなサイクルで眠っている人は、数日間がんばって早起きして昼寝せず、夜は12時前に眠ることを繰り返して、睡眠サイクルを早寝早起きに近づけましょう。就寝時間も起床時間も日によってバラバラな状態で生活することで、精神活動が低下したり、注意力不足になったりすることが知られています。また、規則正しい睡眠で、さまざまな疾患にかかるリスクが下がることが確認されています。

お仕事の関係で、そんな睡眠サイクルを選択せざるをえない人は、一度漢方薬局や東洋医学外来を受診して、カラダを補う漢方薬を処方してもらうのも手です。また、寝室をしっかり遮光するか、アイマスクを利用して、目に光が入らないようにすることが大切です。光が当たってしまうと、覚醒させるホルモンが放出されて睡眠サイクルを乱してしまい、体内時計の狂いが生じるそうです。

「なんかへんだな、どうかしたかな？　自分」って思ったら、「腹減った」「寒い」「眠い」をチェックすること。この三項目を頭の片隅にいれておくことで、自分の不調に早めに気づき、即座に対処することが可能となります。習慣にしましょう。

44 気分障害と季節

私が毎朝Twitterなどで配信している養生情報で、「気分障害が出やすい」というワードが出ると注目度が高くなる傾向があります。うつっぽくなったり、イライラしたり、妙に落ち込んだりするのは現代病の一つなのかもしれないですね。わたしは、おそらく、カラダをあまり使わなくなったこと、季節に合った生活をしなくなったことが原因なのではないかと考えています。

貝原益軒の『養生訓　巻一　総論　上』に、「心は身の主《あるじ》なり。しずかにして安からしむべし。身は心の奴《やっこ》なり。うごかして労せしむべし。心やすくしずかなれば、天君ゆたかに、くるしみなくして楽しむ。身うごきて労すれば、飲食滞らず、血気めぐりて病なし」とあります。

現代の言葉で言えば「心は体の主人である。しずかにして安らかな状態を保つこと。体は心の使用人である。うごかして労働させるべきである。心が安らかでしずかなら、魂はゆたかで、くるしみなく、いきることを楽しむ。体が動いて労働すれば、食べた物がとどこおることもないし、血気がよく巡って病気にならない」という意味です。

このように、カラダをよく動かし、ココロは安らかさを保つのが大切です。これを基本として、季節にあわせた生活を行って、自律神経系の働きを整えることが、気分障害対策として何より大切なことです。ココロの具合が悪いからと、ココロだけに注目しちゃダメです。まずはカラダから整えましょう！

・春

春先は一番不安定になる方が多いですね。この季節を安らかに過ごすには、冬の養生が大切です。とにかく冬は、夜更かしせずにきちんと寝ておくこと。まずはこの下地があるかどうかで、春先のイライラ感やのぼせ感がまったく違ってきます。また、2月後半から飲酒を控えておくのも大切です。春本番となってきたら、散歩など下肢を動かす運動を行って内側のイライラを発散させます。夜はしっかり眠るのは変わらないのですが、朝は早く起きて活動します。食べるものは、香りがよくて少し苦味のある柑橘類やハーブなどをおすすめします。

・夏

この季節は暑さのせいで、イライラを通り越して時々暴走し始める人もいますね。とにかく発散に努めるべき時期で、春の散歩程度の運動からさらに活動量を増していくのが季節に合った過ごし方です。大いに運動し、発汗しましょう。

また、お日様の光を嫌がらず外に出るようにしましょう。とはいえ、強すぎる日光に当たり続けるのはよろしくありません。東洋医学では中庸が一番良いとされているので、度を越したものは避けることになっているのです。ですから、午前中の早い時間帯や、夕方近くに外へ出て日に当たり、汗をかくのが良いでしょう。

・秋

メランコリックな気持ちになりやすい時期とされていますが、冬期うつ病はもっと日照時間が短くなってからのもの。特に、近頃の秋口は夏の尻尾のように暑い季節に変化してきています。もともとは秋は夏から収斂させていく季節なのですが、そのスピードを緩やかにすることで、昔の季節感と変わってきてしまった現代向けに養生をアレンジできると考えています。ゆっくりゆっくり、活動する量とスピードを落としていくようにすることで、突然落ち込むような心の動きを作り出さないですみます。

この季節にもう一つ問題になるのが、台風！これは強い風と熱気を連れてくるので、一気に気分障害を引き起こしてきます。台風対応は、夏の時期にしっかり発散させて、体の中にいろんなものをため込んでおかないことがとても大切です。あれだけのエネルギーのあるものが日本に近づいてきてからなんらかの対策を……と思っても、なかなか難しいものがあります。夏のうちからがんばっておきましょうね。

・冬

日照量が少なくなることで冬季うつ病が出る季節です。お日様がある時間帯は積極的に日に当たってあげることでリスクを軽減できます。日本海側はなかなか難しいのですけれど……少し室内でもいいので運動して気血を少しだけ巡らせるようにしておくといいです。とはいえ、汗をかくほどの運動は必要がなくなる季節です。さまざまな活動に関しては控えめにし、休むことを優先してください。

また、とにかくよく寝ましょう。冬場に陰気をどのくらい増やせるかが、気分障害の旬と言える春をうまく過ごすための鍵です。冬場の睡眠不足はどの季節にも増して悪い結果を生みます。気をつけてね。

45. 呪いにかからないために

健康関連の書籍やサプリメント、化粧品類なんかの広告に、おどし文句が躍るのが普通になりましたね。なかなかモノが売れない世界に突入しているため、不安や恐怖を煽ってなんとか売らないと……って、業界の苦しい叫びがアレらなのですけどね。

みなさんもなんとなく「これっておかしいんじゃないか」と思いながらも、さまざまなおどしや呪いをかけられて、いろんな商品を買っちゃったりしてませんか。他にも、インターネットから日々どんぶらコッコと流れてくる、「良識的な」意見で頭の中が埋め尽くされて、なんとなく息苦しくなってきてないかね？ 「良識的」で「意識の高い人」は、こう考えているんだから、そうしなくっちゃ私は常識はずれになってしまうわ……ってヤツ。

テレビの情報番組とかワイドショーでも、よくわからないコメンテーターがやたらに神妙な顔で「普通は！ 当たり前で！ 当然な！ そんなの異常だ！」ってなんか叫んでます。アレらも呪いの一種だと思うんだな、私。

人の意見なんて千差万別なわけだから、ホントは取捨選択して自分にあったものだけ取り込めばいいんだけども。**呪いをかけられやすい人って、投げかけられる言葉を取捨選択する力が弱いのです。**

フィルターナシであらゆるものを受け取ってしまうような感じです。また、悪くしたことに、忘れない機能もついている方が多いです。いろんな情報をゴミもチリもホコリも何もかも混じった状態で吸込み、さらに、溜めこむわけです。

こういった脳の傾向があると、脳が余計なエネルギーを消費し、その分の体力が不足していくことになるんですよ。脳みそって相当なガソリンを食うんです。

韓国で百貨店が崩落した事件覚えてますか。この事件で、長時間生き埋めになって生き残った人たちって、全員が全員そろって楽天的な性格の人たちだった……って話、聞いたことあるかな。パニックを起こさない、バッドイメージを持たない人たちだけが生き残ったってコトです。

カラダのエネルギーを無駄に消費しないってことは、酸素を無駄に消費しないってことでもあるのだ。そうすると、閉鎖空間で酸素が少ない状態でもまあなんとか生き残ったんじゃないだろうか……って考察がされてました。

下手な考え休むに似たりじゃないけど、脳みそを無駄に使うことでいろんなチカラがそがれていくんです。そういったチカラがそがれてしまうと、さらに呪いを跳ね返すチカラも弱くなり、もっともっと呪いにかかりやすくなるという悪循環を生み出します。

「解決できる問題をあれこれ悩むのはムダ、解決できぬ問題をくよくよ悩むのもムダ」（映画『セブン・イヤーズ・イン・チベット』）って言葉があります。ダライ・ラマが言うんだけどさ、映画の中で。

"If the problem can be solved, there is no use worrying about it. If it can't be solved, worrying will do no good." ってのが原文。要するに、解決できないことでも、解決できることでも、イロイロ

悩んだり苦しんだりするのは意味がないっていうことなのだけど。

これねえ、実践できるようになると、驚くほど脳みそが無駄なエネルギー使ってたんだなってわかってきます。その分、別のことにエネルギーが注げるようになります。

古い出来事をまるで今のことのように繰り返し思い出して、そのたびイロイロ怒りや悲しみや憎しみを感じるのも同様ね。わざわざ引き出しの奥からゴミ出してきて、何度も何度もためつすがめつする。大昔かけられた呪いを、「呪いをかけられた。呪いをかけられてつらかった。つらかった。つらかった」って、自分で同じ呪いを再度、もっと強固にかけ直しちゃったりしてね。時間がもったいないのよね、それやってる時間で新しい楽しいことをたくさん感じられるのに。

これに気づいてあらゆる呪いが解けたんだよね。親からのさまざまな抑圧や呪い、DV受けてた期間、その他もろもろひっくるめても、生きてきた年数のうち、そうじゃなかった期間のほうがいつの間にか長くなっててさ。ふと、アホなんじゃないか自分って思ったの。もうこんなに大きくなったのに、何を思春期の小娘みたいに呪いにかかっているんじゃ！　と。

もう、そろそろそういうの、どっかに捨てたらいいんだと思い至って。こんなことにかかずらってると、人生短いんだから、ホント無駄。無駄無駄無駄無駄無駄ァ!!　って思ってね。やめました。そしたら祖父母だろうが親戚だろうが、一喝するか論理的に話しておしまいってできるようになりました。

私は私、他所は他所。意見や考えは人それぞれ。公序良俗に反しない、自分の良心に従ったものであれば、がんばって生きていけばそれでいい。

悩み苦しむのは若い子の特権じゃないかなと思います。エネルギー余ってるからできる。ある程度の年齢になってきたら、もうエネルギーは限りある資源だって理解できるようになってくるでしょ。人生を楽しむためにも、呪いにかかってる暇とかないワケよ。見えない鎖にがんじがらめになっているなら、一度それらをふるいにかけて、自分にフィットしたものだけに厳選してやって。きっと息をするのが楽になると思うよ。

第9章

オカルト子宮教に脅かされない

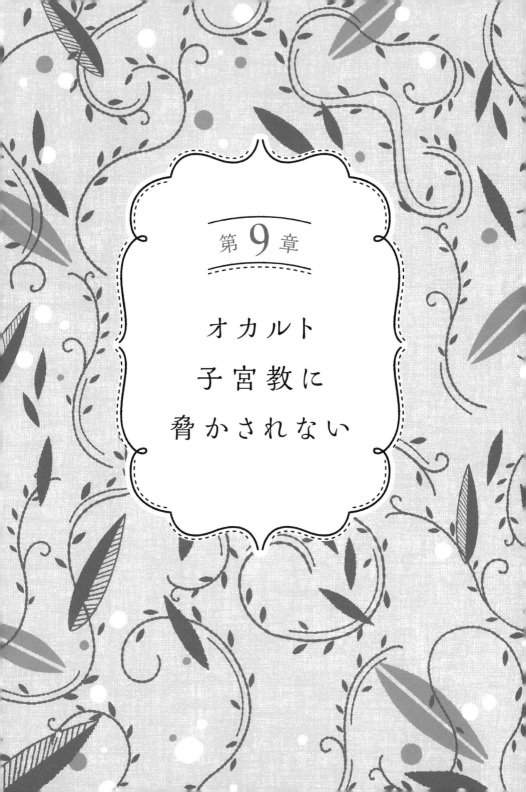

46. 女性ホルモンの誤解と正解

●女性ホルモンがたくさん体内にあればいいというものではない。量よりバランス
●バランスが整う生活習慣を心がける

よくある雑誌の特集記事。「◯◯で女性ホルモン量UP!」「彼とのセックスで女性ホルモン放出!」とかって、目にしたことあるんじゃなかろうか。こういうの全部ウソだって言ったら、みんながっかりしちゃうのかしら……まず謝っとくよ、ごめんね。あのね、こういうのウソなんだ。

なんかこの手の記事だと、時々とんでもないのも含まれていたりするんだよね。「ピンク色を身にまとうことで女性ホルモン量UP!」とか。これは、「色彩心理学」という領域の論文があるらしい……んだけど、「色彩心理学」自体学術的な団体は存在していないんだそうな。

そりゃあそうだよね。文化的な差によって、色から受けるイメージはだいぶ違うんだから、歴史やその他の差を凌駕して普遍的なデータがとれるわけないし。日本じゃあ、現在はお弔いは黒の服を着るけど、昔は中国や韓国と同じように白が喪服の色でした。以前テレビ番組で見かけたアフリカの一部族なんか、喪服は真っ赤だったですよ。

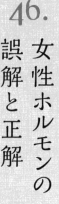

日本でも、「ピンク」っていうと、ご年配の方だと女性らしさってイメージではなくて「いやらしい」「性的な」って意味合いを感じる人もいます。今は「AV」「風俗」「セックス産業」なんて言葉を使ってるけど、昔は「ピンク映画」「ピンク産業」「桃色遊戯」なんて言ったりもしたのよー。こんなふうに、さまざまな文化的差異や年代で受ける印象が変わる色彩で、女性ホルモンの量が増えたりするわけがないでしょ。

また、「セックスで女性ホルモンが増える！」って話。これねえ、性行為で女性ホルモンの量が増えたりしたら大変なことです。**女性にとっては、2種類のホルモンが月経周期に従って一定の量で増えたり減ったりすることが大切なのですよ。**

2種類のホルモンは、エストロゲンとプロゲステロン。一般に、「女性ホルモン」って呼ばれているのは、このうちのエストロゲンを指していることがほとんどみたいね。

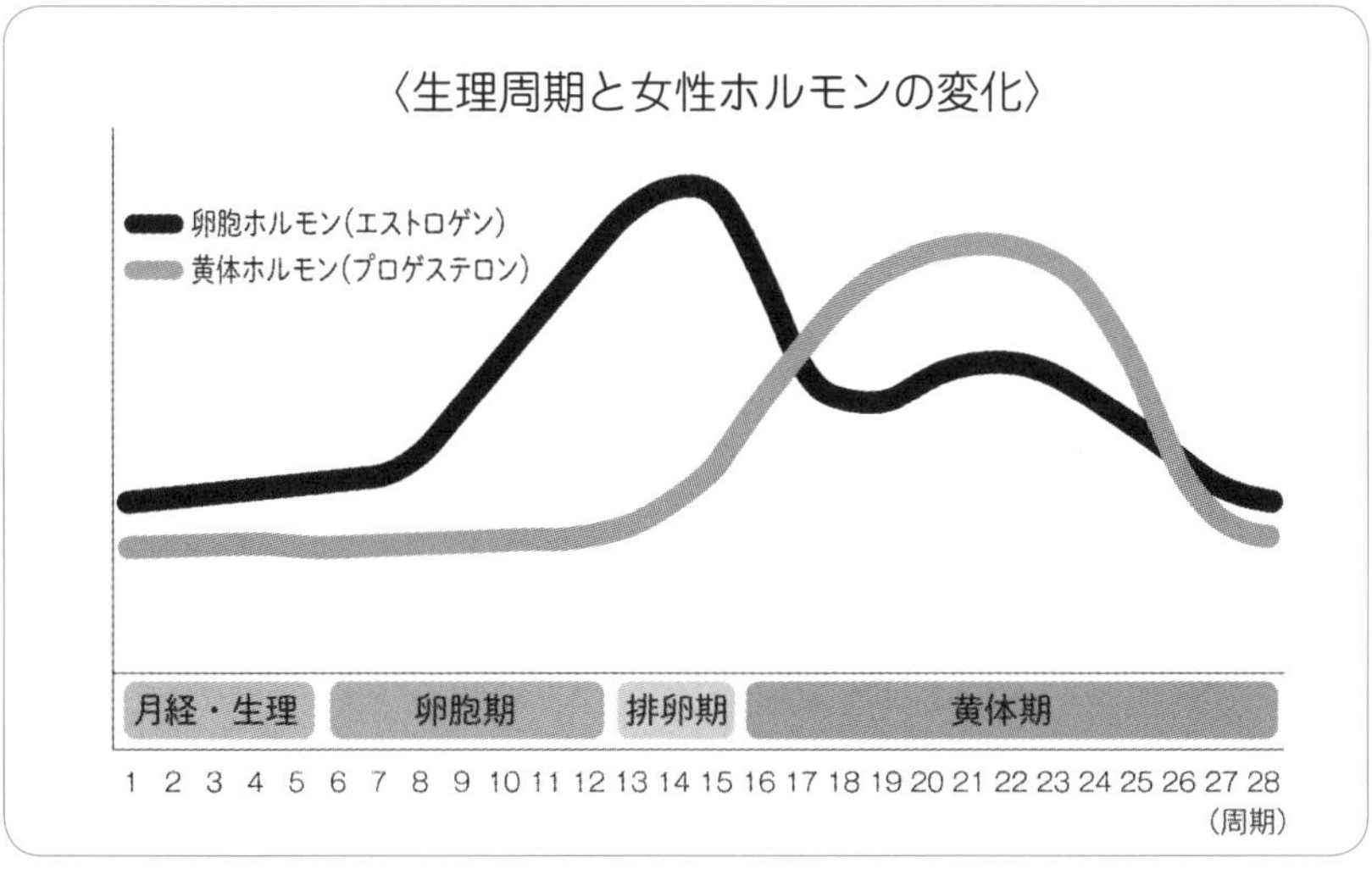

エストロゲンは、女性らしい体つきを作っているホルモンです。妊娠に向けて子宮内膜を厚くします。エストロゲン分泌が多い月経周期前半は、お肌の色ツヤや精神の状態も安定しやすいんだ。

一方、月経周期後半に放出される黄体ホルモンは、子宮内膜を妊娠しやすい状態に整え、妊娠継続させるためのホルモン。妊婦のカラダは水分量が多くなったり、お腹が減って減って仕方なくなったり、便秘になったりするんだけど、このホルモンが原因なの。月経前症候群と呼ばれる、月経前の不快な症状も黄体ホルモンが主な原因です。

その人それぞれ、固有の値で女性ホルモンは増減をリズミカルに繰り返し、排卵と月経が起こります。これが、セックスしたからって突然エストロゲンがドバドバ出て体内の量が一気に増加なんかした日にゃあ……体調最悪になること請け合いです。

女性ホルモン剤として有名なのが、避妊目的の「低用量ピル」ですね。アレ、飲み始めて最初のころはめまいや吐き気、頭痛、乳房が張るなど、ちょっと体調が悪くなる人がいるんだけど、理由は体の中のホルモンバランスが一気に変化するからなのね。服用を続けているうちにピルのホルモンバランスに慣れてこういった症状は消えるんだけれど、セックスするたびにホルモンバランスが変化してたら……どうなるかなんとなーく想像がつくでしょ。だから、「セックスでホルモンが出てきれいになる！」ってのは、どうにもおかしな話なんだな。

ホルモンが大量に放出されるとキレイになったり女性らしさが増すんだったら、単純な話、女性ホルモン剤を使えば美しくなれるはずでしょ。しかし、これらホルモン剤を利用するとかなりの確率で副作用が起こります。中でも、女性ホルモン量が多い、中用量や高用量ピルでは、めまいや吐き気、頭痛、乳房が張るなどの副作用がかなり強く出たりするんだ。また、長期間服用すると太りやすいなどの副作用も出やすいです。女性ホルモンがたくさん体内にあればいいってもんじゃないのよ。

女性ホルモンで大切なのは、「量」より「バランス」だってことなの。みんながそれぞれ持っている固有のバランスが整うようにしてやることが大切。そのためには、強烈なダイエットで痩せすぎたりしないこと、強いストレスを避けること、体脂肪率を21～35％程度に保つこと、不規則な睡眠リズムを避けること、食事内容から油脂やタンパク質を極端に減らさないこと……などなど、別の章で述べたような事柄を守ることが肝心。

ピンク色を着たり、彼と楽しいセックスをしたり、恋をしたりすることで女性ホルモンを増やすことはできないけど、ストレスが減ったり、ドキドキしたり、華やかな気分になったりして美しさが増すことはあるね。だいたい、ホルモン出そう！　キレイになりたい！　って思ってセックスしたって楽しくなさそうじゃん？「女性ホルモンが！　ホルモンが！」って思ってそのためにいろいろやるんじゃなく、自分が楽しくてキレイになれることがコレ！　って思って実践してやればいいんじゃないかなと思いますよ。

47. 子宮を神秘化しすぎる人たち

私は、二度の妊娠・出産を経て、子宮や生殖器に関してはだいぶ現実的な目線で眺めております。もうねえ、妊婦を経験すると、内診とか全然なんとも思わなくなるもんね。パンツ脱いで内診台にぽーーーーーーん！　って飛び乗れるもんね。ぱーっとおひざ広げられちゃうもんね！　あははは。だって妊婦検診では、最初はひと月1回、最後は毎週、いろんな先生にみてもらうわけで、ほぼ歯医者で口を開けるのと同等の感覚になっています。このところは、歯医者さんで口を開けるほうが結構恥ずかしいんでは……鼻毛見えるし……とか思うようになる始末。やっぱり慣れってあるね、婦人科の内診台に関しても。

そんな感覚でも、「女の子宮はあの世とつながっている」って思ってたりはします。やはり、妊娠や出産は命に関わる事態にもつながること。予測不能の出来事で突然赤ちゃんが死んだり、母体に命の危険が迫ったり。命を孕む、生む、そういったことにまつわる、月経やその他の出来事に関して、妊娠と出産の経験を通じて畏敬の念は深まりました。ああ、人の命って、人間がコントロール不能な部分が多々あって、それが「自然」の本質なんだろうなーなんてね。生きることは死と隣り合わせなんだなあ、と。

だけども。最近よく見かける、子宮を神秘化しすぎちゃって、あらゆる病は子宮から！ 子宮を膣を◯◯すればすべてうまくいく！ 目覚めよ女性本来のチカラ！ みたいなのって、ほんとイヤです。ありとあらゆる女性性が、子宮と卵巣と膣と外性器由来みたいに言うんだもの。まったくもう、女は生殖器でできてんのか？

更年期の項目でもお話しした通り、月経のあるなしや子供を産む産まない程度のことは女性性にはなんら関わり合いのないことである……って私は考えています。子宮や卵巣や膣や外性器によって女性性が決まるって考え方って、男性の男根主義の向こうを張ってるだけじゃないんかね。「どーだ俺のチンコは！ すごいだろ！ でかいだろ！」って言ってる、アレ。見苦しいったらありゃしないんだけど、あれと同じことをやってるって、「子宮を神秘化しすぎる人たち」は気づいていないのかしらね。

男性は性的に力強いことが男性性で、女性は子宮や卵巣やその他にまつわる出来事で神秘的な命の力を持っているってことが女性性である……って。確かに、男女の差って、遺伝子型と、子宮と卵巣と膣が備わっている性器があるか、睾丸と陰嚢と陰茎のある性器があるかで区別されるけどもさ。生殖器の役割そのものが、男女の差であってそこが男女の本質なわけ？

確かに、命が生まれる場所である女性の子宮は神秘的にみえるし、そこを神聖化して崇め奉りたくなるのもわからないでもないんだけど、言ってみりゃ子宮って哺乳類ならみんな持ってんのよ。犬でも猫でも。んで、ふつーに交尾して、受胎して、出産するわけですよ。これは命がけの行為ではあるんだけど、動物にデフォルトで備わっている機能であり、特に神聖なものとかでもなんでもないわけ。哺乳類のメスの機能なの。

卵巣は卵が入ってるとこ、子宮は赤ちゃんが入る袋、膣は陰茎を受け入れる筒かつ赤ちゃんが通ってくる筒。哺乳類共通の、単なる臓器！　月経血はいらなくなった子宮の内膜を捨てているので、アレは廃棄物！　廃棄物なの！！　なんら、神秘的な力とか持ってません。

神秘化するのと、畏敬の念を持つのは違うんだからね。神秘化は、なんだかよくわからないけれどスゴイから、これは不思議な力を持ってるに違いない！　って崇め奉ること。畏敬の念は、対象をよく知らないと生まれない感覚です。よく理解し、畏れて、敬うこと。全然違うでしょ。

んで、また、神秘化する人たちは妙なことをさせるんだコレが。膣内にパワーストーン入れさせたり、月経血を膣口を締めることでためさせたり、膣になんか入れて子宮マッサージを施すだの、冷えが子宮にたまって万病のもとになるとか言ってみたり、そういうもろもろを学習するための高額なセミナーを行ったり……意味がわかんないよ。そうして、「私たちは子宮の本来の神秘的な力を知っています！　知らないあなたは女性本来のチカラを解放できてません！私たちは優れていて、あなたは遅れていて劣っています！」とかって、言うんだよね。あーもう。書いててお腹いっぱいになってきた。やめよう。

そんなことよりですね、婦人科検診に慣れることや、正しい避妊や、性行為感染症に関しての知識を深めたほうがよほどいいです。自分の体に詳しくなって、主体的に関われるようになるには、かかりつけの婦人科を持つほうがよっぽど大切なこと。よくわからない子宮神秘系のなんとかセラピーのセラピストに話を聞くより、よい産科・婦人科医を探したほうがカラダのためになりますよ！

48. 女の体を脅すな

真夜中、インターネットをうろうろしていると、ある布ナプキンのサイトにたどり着きました。そろそろ寝ようかなって思っていたのに、読んだら腹が立って眠れなくなってしまったですよ。そこには次のようなことが書かれていました。

●紙ナプキンの「高分子ポリマー」は子宮に吸収され、蓄積し、不妊症や子宮内膜症、子宮がんを引き起こす可能性がある。
●子宮に蓄積した合成化学物質は、その子宮から生まれた子供たちに、喘息やアトピーを引き起こす可能性が強く指摘されている。
●紙ナプキンやタンポンからダイオキシンが検出されており、子宮内膜症、流産、死産等の原因になる。

こういうのを読んで、「うわーこわい！ 布ナプキンにしなきゃ！」って思って使いはじめる人もきっとけっこうな数いるんだよねえ。

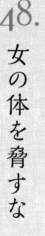

一応断っておきますが、私は布ナプキン否定派ではなく、皮膚が弱い人にはとてもいい方法だし、最近はこういう選択肢も増えて良い時代になったなあ……って思ってます。

私自身もあまり肌が強い方ではなく、出産後の産褥パッドが皮膚に合わず、かぶれてしまったために、ただの布切れ（赤ちゃん用のガーゼハンカチね）を当てて対応していました。布ナプキン買うのがめんどくさかったからなんだけどもさ。だけれども、こういう、どう考えてもインチキな文言を使って、他人を脅すようなことを書いている業者は許せません。

高分子ポリマー（合成化学物質）は子宮に吸収される……って書いてありますが、吸収されません。女性器を通して子宮に吸収されるには、皮膚や粘膜を高分子ポリマーが通り抜けて血液に溶けて血流に乗らなければならないのだ。高分子ポリマーの分子量は1万以上。皮膚を透過する分子量はおおむね500以下です。まあ、粘膜から吸収できる分子量もおおむね1200前後だそうなので、それよりもずっと分子量が大きい高分子ポリマーが吸収できるわけがありません。吸収できないので、子宮に蓄積することもありません。だいたいなんだよ、女性生殖器から子宮にたまるって。膣がストローみたいになって吸い上げたりしないぞ？　チューーーーーって。

「子宮に蓄積した合成化学物質は、その子宮から生まれた子供たちに、喘息やアトピーを引き起こす可能性が強く指摘されている」……って、誰が指摘してるんだろうか。ああもう。このあたりになると論拠になるものを探し出すのも鬱陶しい。コイツについては現在、環境省の「エコチル調査」という追跡調査が行われています。子供が母親の胎内にいるときから、誕生して13歳まで、定期的に健康状態を確認し、環境要因が子供の成長・発達にどのような影響を与えるのかを明らかにするというものです（＊1）。道程は長いですが、研究結果が出るのが待ち遠しい疫学調査です。

「タンポン、ナプキンからダイオキシン類が検出されている」ということについては、日本衛生材料工業連合会のホームページが参考になります（＊2）。

塩素漂白やめてるのね、原料のパルプ類について。知らなかったよ。漂白を二酸化炭素で行うようになっているということは、ダイオキシンが高濃度で発生することはほぼないと考えられます。

直接メーカーに聞いてみようと思い、ユニ・チャームお客様センターに問い合わせてみたところ、

「弊社におきましては、塩素化合物の有害性は十分に注意を払い、使用する原材料および製造段階において塩素を含む化合物は一切使用しておりません。塩素化合物の中でもヒトに対する有害性の高いダイオキシン類の含有分析とリスク評価も実施しております。

ダイオキシン類は、微量分析が可能な分析機器（GC/MS）にて分析し、その結果タンポンに含まれるダイオキシン量は、一般の水や大気に含まれる量より極めて少なく、ヒトに対する健康への影響がないことを確認しております」との回答を得ました。

また、月経をポジティブにとらえようって考え方はいいんだけど、妙に神秘化するのもどうかなと思うところです。布ナプキンを推進する人たちは、洗い水を植物に与えるって方法をすすめていたりします。私が一番最初に布ナプキンについての記述を目にしたのが高校時代だった気がするのですが、その書籍には既に書かれていました。

「経血が他の生命に循環していく神秘を目の当たりにして嬉しくなる」ってたしか書いてあったんだよ。妙な違和感がありました……なんでこんなふうに、特別なおまじないみたいに、布ナプキンを洗

うことを扱わなきゃならないんだろうって。これって月経を血の穢れって考えていたことの反動よね、きっと。

こういうの、ホントにやめてほしいんだよね。天然自然の「をんな」のパワーを取り戻せ……ふぅ。言ってることはわかるよ。そして、そういう女性のチカラが確かに存在するのは知ってるし、現在の世界が女性のカラダを抑圧していることが多いのも、臨床家である私自身よーーーくわかってる。

でもね。女の体を脅すのはいい加減やめないか？　女性の体は素晴らしい、自然のリズムを持っていて、男性のカラダよりも敏感で繊細で……って言っている人たちが女の体を、心を、脅してどうすんだ。結局逆方向から抑圧しているだけじゃないか。

女性のカラダ周辺のあれこれってホントにこういうのであふれ返っていて、読んでいると顎が外れそうになったあと、ふつふつと怒りが湧いてくるんだよねぇ……。

もう少し軽やかに女のカラダを取り扱えないもんかなと、こういうの見るたびに思うのでした。

（＊1）http://www.env.go.jp/chemi/ceh/index.html

（＊2）http://www.jhpia.or.jp/product/napkin/napkin5.html

49.「自然なお産」は誰のため？

アクティブバース、自宅出産、助産院での出産……、さまざまなお産があるってことを、自分の妊娠出産を通じて知りました。最初はね、「わーいいなあ、自然なお産！」って思ってたんだ。自分も助産院で産んだり、自宅出産したりできないかなあって。

そんな気持ちを吹き飛ばしてくれたのが、第一子妊娠時にお世話になった産婦人科の先生。その先生のクリニックは分娩を扱っていなかったので、産む病院を選定する段になり「助産院とかどうなんでしょう？」って質問したら。

「助産院で産むっていうなら紹介状は書かないよ。お母さんにとって居心地のいい出産と、赤ちゃんにとって安全な出産って違うから。お産でお母さんは死なないけど、赤ちゃんは死ぬよ」と、はっきりおっしゃったのですわ。

えええええ？　と思って、いろいろ調べてみた結果、医師のいるところ以外でのお産ってありえないんだなってことが理解できました。

分娩が無事に終わって赤ちゃんも元気で……って思っていても、いきなり大量出血が起こってお母さんが死に瀕することもある。胎盤が子宮に張り付いちゃってて、下りてこず、手で剝がさなきゃならなくて、剝がしたら剝がしたで大出血を起こす。順調なお産が突然トラブルを起こし、緊急帝王切開になる、お産の最中にお母さんが脳出血を起こす、陣痛がうまくつかずに赤ちゃんが仮死状態になる……もう、なんでもあります。

「女の子宮はあの世とつながっている」って思ったのはこのときが最初です。こんないろんなトラブルがあって、その場合は医師がその場にいないと赤ちゃんが死んだりする。そんな話、教わってきていなかったです。自然なお産は母子の幸せにつながる……って話しか、聞いてなかったもの。

そんなわけで、第一子分娩の際は大きめの病院でのLDR出産を選びました。LDRというのは、陣痛予備室・分娩室・分娩後安静室を一室で済ます方式です。ベッドがトランスフォーマーみたいに形が変わるんですよ。普通のベッドから分娩台に。個室なもんだから大声で叫んでもOKだったのもよかったですね。「いたーーーーーーーーーい！」って叫ぶと楽だったんで、叫んでました。なんでか知らないけど、声が出せると耐えるのにラクでしたね。あれ、黙ってろって言われたら相当困るわ。ここでのお産は分娩第一期までのアクティブバース。第二期になったときに、ベッドが分娩台に変化し、仰向けで足を固定の一般的な分娩になるのです。

第二子のときは目黒にある育良クリニックという、東京都内では自然なお産で有名な医院のお世話になりました。ここは……なんでもあります。いわゆるアクティブバースが主体の医院で、どんな体勢で産むのもOK。もちろん分娩台も、帝王切開用の手術室もあります。なんでここを選んだのかって言えば、医師の監視下でこういったお産が行えるなら体を張って体験してきたらいいだろうということ、帝王切開率などのデータが待合室に開示されていたこと、上の子供が出産立会い可能だったことが理由です。

この病院では、和風ＬＤＲとも言えるような和室分娩を選びました。天井から引綱とか吊るせるんだわ。まあ、結局引綱を使うまでもなく、側臥位で分娩だったんですが。こちらも、個室なので叫び放題でした。なんか今回は、エヴァンゲリオン搭乗中の碇シンジみたいな叫び声出てましたぜ。

「うぉぉぉぉおおおおおおおおお！！！！」って。

これら二つの病院の分娩費用はどっこいどっこい。んで、二つの病院を経験してみて、どうだったかというと。分娩第一期までのアクティブバースが保証されてるんなら、別にどっちでも同じかなぁ……って感じです。上の子が立会い分娩可能だったこと、未就学児が一緒に泊まることもＯＫの病院だったので、第二子第三子の出産には育良クリニックのほうがラクなのは確か。

また、育良クリニックは分娩直後からの母子同室で、こちらのほうが母乳の出はよくなるなあと思いましたが、私みたいに体力があるタイプならいいけど、そうじゃない人は母子別室のほうが体力回復には役立つと思うんだ。新生児室で夜間預かってもらえたほうが、夜はよく眠れるしね。分娩直後から1週間くらいまで分泌される初乳が飲ませられれば、母体の持つ抗体は赤ちゃんに移行するので、別に母乳育児に躍起になる必要とかないしね。母乳、どこでもいつでも飲ませられるから便利だけどもさ。ホント究極のファストフードよ……ミルクと違って最初から温度は人肌だしさ。ウチ、夫が赤ちゃん見てる日はミルク使ってますよ。我が家では、お父さんは「おっぱいがついてないお母さん」です。母乳以外はなんでも私と同じくできるんです。

こうやって比較してみると、お産は赤ちゃんとお母さんが元気で無事に済むことが第一条件で、それ以外のことに関してはどうでもいいことだとわかります。自然なお産を経験しないと母性が目覚めないとか、幸せなお産じゃないと母子関係が良くならないとか、全部ウソだと思う。自然なお産や母乳育児を子供が健康に育つ必須条件として論じちゃうとかありえないこと。

そんなことよりですね、どこでどんなふうに産んでも、お母さんはお母さんで、赤ちゃんはたしかにあなたの可愛い赤ちゃんなんだって言ってやれと思う。帝王切開でも、経腟分娩でも、どっちもお産であり、産み方なんかで母子関係が左右されるなんて超ナンセンスな話です。

無痛分娩だって使えばいいと思うよ、その方が恐怖感が減って安心して産めるんだったら。私が無痛で産まなかった理由は、完全無痛を選択すると分娩費用がやたらに高額になることと、陣痛ってなんでこんな痛くなきゃならないのかよく解明されてないみたいだけど、フツーに産むと痛いんだったらきっと何がしかの機能はあるんだろうと思ったから……なんだけどもさ。連綿と命がそうやって産まれてきてるんだったら、まあ痛み止めなくてもいいだろうと思って。それに、「世界一痛い」って痛みは試しに経験してみたいじゃない。そうそう経験できないものだしね。

自然なお産より、安全なお産。お産にアイデンティティを求めない。それが大切なことなんじゃないかなあと思うのです。

50.「心の平安」はどこにある

「スピリチュアル系」なんて言葉が定着して久しいけど、こういうのとどう付き合っていくかって、あんまり議論されてきてない気がするね。私は小学校時代からタロットカードを使ったり、マイバースデイっていう占いやおまじないの雑誌を買っては端から端まで読んだりしていて。

中学校時代はその延長線上でさまざまな魔術に興味を持ったり、高校時代に至ってはアレイスター・クロウリーの著作集なんかをお小遣いで購入したりしていました。まあ、言ってみりゃディープなスピリチュアル系だったワケよ。

で、鍼灸師になるわけですが、コレもまたスピリチュアル系と近接している感じがするでしょ。陰陽五行思想なんかがベースにあるから、陰陽師あたりと共通する用語がバンバン出てくるし、授業中に易経の話が出ることもありました。鍼灸学生時代はそういう「不思議なこと」や「奇跡の◯◯」に憧れていました。

でも、臨床に携わるようになってから、「不思議なこと」や「奇跡の◯◯」なんて、甘っちょろいものでは対応できないんだと実感したの。人の死や病の苦しみは、「スピリチュアル」なんて言葉で一括されるような分野では対応しきれないほどつらくて苦しくて、理不尽なものだったから。

どうしても治らない、治りきらずに死を迎える人や、寿命を迎える人に対してどうしたらほんの少しでも心の平安をもたらすことができるんだろうか……って考えて、早稲田大学の二文に入りなおして思想・宗教を勉強することにしたのね。

宗教を学んで思ったことは、一般的な「スピリチュアル系」って、仏教で言うところの生老病死という人の根源的な悩みや苦しみに対する答えとしては浅くて甘いんだなーってことでした。砂糖菓子みたいに甘くて、華やかで、軽い。

その点、古くから存在する三大宗教なんて呼ばれる仏教・キリスト教・イスラム教は、いわば長い年月の間に人々の血と涙で磨かれてきているから、さまざまな根源的苦しみにはそれなりの答えや救済を持ち合わせているんだよね。こちらは重くて苦いのだ。

ここから先は私の主観だから、読んだ上で自分で考えてほしいんだけど……思想・宗教・スピリチュアル系を学んできて思うことは、眼に見えない世界は、眼に見える私たちの世界とは違う理で動いていて、私たちの思う善悪とはまったく違う評価軸を持っているってこと。

だから、現世利益をそれらに求めるのは不毛だってことなんだ。もし、神や仏が私たちと同じ善悪の評価軸を持っており、「よいこと」を私たちにもたらすのだとしたら、もうとっくに世界は平和にあふれて、病や死の苦しみは消え失せているでしょう。でも、そうなっていないのはみなさんご存じの通り。ひょっとすると、目に見えない世界の「よいこと」は、現状の世界なのかもしれない。

神仏やその他眼に見えない存在が病を治してくれるとか、そのパワーで治るとかは、いつでも起こることではないのも……ソッチの世界の尺度で、治ったほうが「よい」人だけが、スピリチュアルな存在のパワーで治るってことよ、たぶん。その人が私たちの世界で言うところの善人か悪人かは別としてねー。

善悪についてはさまざまな宗教で長年にわたって議論が続いてきた問題でねー。いわゆる「善人」であっても不条理にさらされるのはどうしてなのか……って、大きな問題なわけよ。イエス・キリストが処刑される際に「Eli, Eli, Lema Sabacht hani?」（神よ、神よ、なぜ私を見捨てるのですか？）と叫んだというのは有名な話。

キリストは神の子で、この上ない善人であるのに、なんでこんな酷い仕打ちを受けるのか……って、キリスト本人もたぶん思ったからこんな叫びになったんじゃないかと私は思うねー。

で、まあ、「イエス・キリストは我々の罪をすべて背負って十字架にかかることで、私たちの罪をすべて消し去った」という解釈になったわけなんだけど……こういう理不尽ってあっちこっちで起きるでしょ？　どんな敬虔な信仰を持っているとしても。その人たちは誰かの罪を背負うわけじゃなくて、そんな理不尽に遭うでしょ。神仏の「善」ってなんなのか、ほんと不思議じゃない？

だから、パワーをもらったり、運気をアップするために、寺社仏閣に行ったり、パワースポットと呼ばれるところを巡ったりするのは、なんらかの影響を人生に与えるとは思うんだけど、それが私たちが思うところの「よいこと」へつながるかどうかは、謎。神仏の「善」が我々の理解を超えているのに、そういうところを巡ってそれらを期待するのはちょっと変でしょう。

スピリチュアル系でも、宗教でも、付き合い方を間違うとえらい目に遭います。心の支えや救済になるなら、分野はなんであろうと構わないのですが、あれらとの付き合い方は、「求める」のではなく、

「願う」「祈る」のほうが正解なのではないかと思います。

「求める」のは、もらえる……という感覚がつきまとっており、返答がないことへの怒りや失望が伴います。「願う」「祈る」という行為は、自らの心と体を差し出し、投げ出す行為なので、何も返ってこなくとも心の平安を得ることができます。究極の愛を捧げるような行為なんだよね……信仰って。

なんか、恋愛の極意みたいね、こう書いていると！

だから、「求め」たり、振り回されたりしないようにしないといけません。あらゆる行動をスピリチュアルとされる物事によって決めたり、神や仏の言うことにすべて従ったり、それらを信じない人々を見下したりバカにしたりするのはダメよね。

だいたい、正しく神仏や天使や精霊の言葉を感じとれているかどうか、保証はないし、検証のしようもないでしょう？　なんだかわからない大きな存在に自らを投げ出してすがる行為が信仰であり、そうでもしない限り救われないような恐ろしい絶望が神仏に対する信仰の底にあるんだってこと……そういうこと、肝に銘じていたいですね。

おわりに

この書籍に収録されている内容のいくつかは、私が執筆しているメールマガジン「鍼灸師が教える一人でできる養生法」(http://yakan-hiko.com/wakabayashi.html) から加筆修正して掲載しています。

生理用ナプキンについての一篇、「女の体を、脅すな」は、ツイッター上で大きな反響がありました。これを読んでくれた方たちが、「ほっとした」「こわくなくなった」とおっしゃってくださっているのを見て、女性たちが、女性性にまつわる健康情報に振り回されて、呪いをかけられている現状に改めて驚かされ、同時にそういった呪いをかけている人々に対して本当に腹が立ったのでした。

「呪い」をかけてくる人々は、世界は悪意や危険に満ちていて、自分たちが提唱する考えにしたがって商品を使わなければ毒に侵されて死んでしまうかのように詰め寄ってきます。

でも、実際はそんなことはなくて、世界はさまざまな人々の努力によって大昔よりずっと安全で、清潔で、居心地の良い場所になっているのです。もっと、楽にしていていいのですよ。あれやこれやと戦わなくても、世界は美しいし、未来は明るいのです。

この本が、あなたを縛りつけている呪いを解き、自らが魔法そのものになる手助けになったら幸いです。

この本の執筆をお誘いくださった原書房の大西奈己さん、ありがとうございました。

アシル治療室の岡田、渡辺、我が家の夫、小さいへいちょー、産後間もなくバタバタと執筆を続けているのをあれこれとサポートありがとう。

そして、執筆を始めたころには私のおなかにいて、執筆を終える今、8カ月になった、我が家の小さなお多福姫。あなたが大きくなったとき、決して呪いにかからないよう、この本があなたを守りますからね。

二〇一五年十月

若林理砂

決定版刊行にあたってのあとがき

この書籍を書いてからも、さまざまな健康法が流行っては消え、流行っては消えを繰り返しています。それでも、ひと頃よりは少しずつ、おかしな情報が消えていく速度が早くなっているような気がしています。それでもやっぱり、誰かに呪いをかけようとする人はたくさんいるようです。

世界はとても美しくて、未来はとってもあかるいし、生きていることはこんなに楽しい。心からそう思えるようになること。みんなが、そんな自由を手に入れることの手助けをしたい。そのためにわたしは文章を書き連ねているのだと、最近とみに思うようになりました。

それと、近頃思うことは「老いること」への恐怖を煽る呪いがやはり根強いのだなということでした。自分がそろそろ40代半ばに差し掛かり、アンチエイジングなどに関する商材のターゲット層ど真ん中になりつつあり、「なるほどこうやって老いへの恐怖を煽るのか」と実感しています。

突き詰めるとそれは「死」への恐怖を煽っているのですけれども。生まれたら必ず老いて死ぬ訳なのですが、それに抗おうとするよりも、どうやっても一回しか経験しない、一方通行の時間の流れを楽しむ方が絶対楽しいということだけは、確実に言えることです。

わたしは2年ほど前、ブラジルの格闘技であるカポエイラと出会い稽古をし始め、その1年後にブラジリアン柔術と出会い、現在二つの格闘技を並行して学ぶ人になっています。この二つは、恐ろしくわたしを自由にしてくれました。身体の自由は精神の自由を増してくれます。インターネットでカポエイラを検索すると、多分空を飛ぶようにしてキックする人々の動画を見ることができます。それをわたしは、40代で始めたのです。そしてかけがえのない自由を得ました。人生のどの段階からも新しいことは始められるし、そして、それを楽しむことはできるのです。もっともっと！　自由に！　皆さん、もっともっと、楽しむことを欲張って生きましょうね！

若林理砂

2020年2月

本書は2015年刊行の『東洋医学式　女性のカラダとココロの「不調」を治す44の養生訓』の増補改訂版です。

カバーイラストレーション：**原田リカズ**
ブックデザイン：**原田恵都子（Harada+Harada）**
本文イラストレーション：**落合里江**（p.56, 72, 73, 78, 79, 90, 100, 105, 109, 111, 151, 152, 153, 154, 155, 167, 168, 180, 181, 191, 192）

若林理砂（わかばやし　りさ）

臨床家。鍼灸師。1976年生まれ。高校卒業後に鍼灸免許を取得。早稲田大学第二文学部卒（思想宗教系専修）。2004年に、東京都目黒区にアシル治療室を開院。予約のとれない人気治療室となる。2019年には「養生が一か所で全部賄える場所」をめざして東洋医学や武術を学ぶStudio Libraを治療室に併設し、東京都品川区に移転オープン。心と体の自由を獲得する養生を主旨とする。古武術をもとに編み出した身体技法も好評を博している。著書に、『痛くない体のつくり方　姿勢、運動、食事、休養』（光文社新書）『安心のペットボトル温灸』（夜間飛行）、『養生サバイバル 温かい食事だけが人生を変えることができる』（KADOKAWA）、『養生こよみ』（飛鳥新社）、『決定版からだの教養12ヵ月 動き美人になる食とからだのレシピ』（晶文社）、『絶対に死ぬ私たちがこれだけは知っておきたい健康の話「寝る・食う・動く」を整える』（ミシマ社）など多数。

[決定版《けっていばん》] 東洋医学式《とうよういがくしき》
女性《じょせい》のカラダとココロの「不調《ふちょう》」を治《なお》す
50の養生訓《ようじょうくん》

2020年3月26日　第1刷

著者　若林理砂《わかばやしりさ》

発行者　成瀬雅人
発行所　株式会社原書房
〒160-0022 東京都新宿区新宿 1-25-13
電話・代表　03(3354)0685
http://www.harashobo.co.jp/
振替・00150-6-151594
印刷・製本　シナノ印刷株式会社

ISBN 978-4-562-05746-7 printed in Japan